HYGIÈNE

DU

[illegible]S ET DE L'AME

OU

CONSEILS SUR LA DIRECTION

PHYSIQUE ET MORALE DE LA VIE

ADRESSÉS AUX OUVRIERS DES VILLES ET DES CAMPAGNES

PAR

LE DOCTEUR MAX. SIMON.

> Ignorer ces choses simples, c'est vivre comme un poisson dans sa coquille... ; c'est végéter comme un tronc d'arbre... ; c'est habiter son corps en sourd et en aveugle.
>
> (PLUTARQUE, *Passim.*)

A PARIS,

CHEZ J. B. BAILLIÈRE,

LIBRAIRE DE L'ACADÉMIE IMPÉRIALE DE MÉDECINE,

RUE HAUTEFEUILLE, 19.

A LONDRES, CHEZ H. BAILLIÈRE, 219, REGENT STREET.

A NEW-YORK, CHEZ H. BAILLIÈRE, 290, BROADWAY,

A MADRID, CHEZ C. BAILLY-BAILLIÈRE, CALLE DEL PRINCIPE, 11.

1853

HYGIÈNE

DU

CORPS ET DE L'AME.

Avis.

Ce petit livre n'est, ni de la part de l'auteur, ni de la part de l'éditeur, un objet de spéculation : c'est une œuvre toute de prudence et de charité. Forts de l'intention qui les a dirigés, ils osent demander aux hommes d'intelligence et de cœur, entre les mains desquels tombera ce livre, de vouloir bien s'associer à leur œuvre, en en répandant autour d'eux un certain nombre d'exemplaires. Tout le monde sait quelle voie on a suivie pour propager les mauvaises doctrines ; si cette voie est fermée aux hommes de désordre, elle est toujours largement ouverte aux hommes de bonne intention : entrons-y généreusement, résolûment, et suivons la pour réparer le mal et faire le bien. A la ligue des hommes pervers, opposons, sous l'égide d'un pouvoir fort et qui sait se faire respecter, la sainte alliance des honnêtes gens.

On pourra se procurer ce petit ouvrage chez tous les libraires de la France.

Corbeil, typ. de Crété.

HYGIÈNE

DU

CORPS ET DE L'AME

OU

CONSEILS SUR LA DIRECTION

PHYSIQUE ET MORALE DE LA VIE

ADRESSÉS AUX OUVRIERS DES VILLES ET DES CAMPAGNES

PAR

LE DOCTEUR MAX. SIMON.

> Ignorer ces choses simples, c'est vivre comme un poisson dans sa coquille... ; c'est végéter comme un tronc d'arbre... ; c'est habiter son corps en sourd et en aveugle.
>
> (PLUTARQUE, *Passim.*)

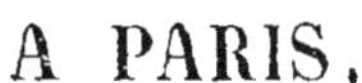

A PARIS,

CHEZ J. B. BAILLIÈRE,

LIBRAIRE DE L'ACADÉMIE IMPÉRIALE DE MÉDECINE,

RUE HAUTEFEUILLE, 19.

A LONDRES, CHEZ H. BAILLIÈRE, 219, REGENT STREET.

A NEW-YORK, CHEZ H. BAILLIÈRE, 290, BROADWAY,

A MADRID, CHEZ C. BAILLY-BAILLIÈRE, CALLE DEL PRINCIPE, 11.

1853

PRÉFACE.

Cette préface sera courte, car elle n'a pour but que de prévenir une objection, qui peut-être me sera faite, et d'y répondre.

En recommandant la tempérance à ceux avec lesquels je m'entretiens dans ce petit écrit, et en la leur recommandant, dans l'intérêt de leur moralité et de leur santé, je me suis bien gardé de tomber dans les exagérations de certaines théories physiologiques sur ce point. Ces exagérations vont précisément contre le but qu'on se propose, car elles se heurtent à des instincts infaillibles, qui en découvrent bientôt la fausseté. J'ai d'ailleurs déjà abordé, dans un autre ouvrage, cette question; comme je trouve là une réponse à l'objection que j'ai voulu prévenir, je demande la permission de citer le passage qui la contient.

« Est-ce là de la science sérieuse? et n'est-ce point nous compromettre vis-à-vis de l'opinion publique, que de nous montrer gravement occupés de ces ridicules questions ? Mais si les erreurs que nous venons de signaler, en dernier lieu, ne produisent d'ordinaire que ce résultat négatif, il n'en est pas de même des exagérations théoriques dont nous avons parlé d'abord. Aspirant à réformer les habitudes de la vie, ces théories sont forcées, pour atteindre le but qu'elles se proposent, de revêtir une forme populaire, et l'on arrive ainsi à établir, dans la société, un courant d'idées fausses, qui finissent par réagir d'une manière funeste sur la santé générale, comme sur la moralité des hommes. Un des principaux résultats que doivent produire ces discussions, lorsqu'elles dépassent le seuil du sanctuaire de la science, c'est de forcer l'homme à se préoccuper de sa santé, à s'écouter vivre ; c'est de nourrir, d'augmenter, autant qu'il est en soi, l'horreur instinctive qu'il ressent pour la maladie. Ayons tout à la fois de l'homme et du médecin une plus haute idée. Le premier a des devoirs sérieux à remplir dans la vie ; et c'est l'en distraire que de le dorloter ainsi, et de le condamner, en quelque sorte, éternellement au biberon : le second a une autre mission que celle de tâter le pouls des hypocondriaques, ou de se faire le porte-flacon de petites femmes agacées. Efforçons-nous, par un travail incessant, de reculer les limites de la science, et de l'art qui lui correspond, et ne nous posons pas en autocrates de la vie, en essayant de substituer aux instincts infaillibles de la nature les lois d'une ridicule pédagogie, fruit avorté de notre débile intelligence (1). »

Je n'ajouterai rien de plus : ces réflexions qui, dans l'ouvrage dont elles sont extraites, s'appliquent à des questions beaucoup plus complexes que celles dont il s'agit ici, s'appliquent également à des questions plus simples.

Quant au style de cet ouvrage, peut-être le trouvera-t-on un peu relevé, eu égard à ceux auxquels je m'adresse. Voici sur ce point ma réponse :

En parlant à nos ouvriers, j'ai cru devoir leur parler comme l'on parle à des hommes, et non comme on parle à des enfants. Les livres qui ont pour but de propager dans le peuple des vérités utiles, et qui les lui présentent dans le style du Petit-Poucet ou du Chaperon-Rouge,

(1) *Déontologie médicale*, ou des Devoirs et des droits de médecins, dans l'état actuel de la civilisation, Paris, 1845, p. 425.

lui font précisément l'effet de ces contes bleus dont ils copient la forme. Les Saint-Simon, les Fourier, les Cabet, les Proudhon, les Louis Blanc, etc., l'ont parfaitement compris ; et pour répandre dans les masses leurs funestes doctrines, ils n'en ont pas zézayé, puérilisé l'expression. Si, pour abuser le peuple et le corrompre, on peut lui parler français, pourquoi ne pourrait-on lui parler français, pour l'éclairer réellement et le moraliser? La question ainsi posée sur le terrain de l'expérience, il m'a paru que je ne pouvais la résoudre autrement que je ne l'ai fait. C'est au lecteur à juger maintenant si j'ai trop favorablement présumé de son intelligence.

Bien que cette préface ait un peu dépassé les limites dans lesquelles je voulais d'abord la renfermer, je ne veux pas cependant la terminer sans remercier publiquement M. J. B. Baillière d'avoir bien voulu, sortant du cercle de ses grandes publications scientifiques, publier ce petit livre. Cela honore son caractère, et prouve qu'au delà de la science, il voit l'humanité, que la science est destinée à servir.

Aumale, 7 janvier 1853.

MAX. SIMON.

HYGIÈNE

DU

CORPS ET DE L'AME.

CHAPITRE PREMIER.

But de l'hygiène. — Nécessité d'une éducation forte et religieuse pour assurer l'efficacité des enseignements de cette science.

Malade, le peuple s'adresse avec empressement à la médecine; bien portant, il s'en moque volontiers. Comment, dans cette disposition d'esprit, l'intéresser aux leçons d'une science qui ne peut, sans dépasser ses limites, lui enseigner autre chose que l'art de conserver la santé?

Beaucoup ont essayé avant moi ce que je tente en ce moment, et plusieurs, frappés de la difficulté que je viens de signaler, ont romancé la science, pour atteindre plus sûrement le but. A chaque temps sa forme. Aujourd'hui le peuple a trop souffert, pour qu'il ne soit pas devenu sérieux : présentons-lui donc la vérité sans voile, et parlons-lui sérieusement d'une science sérieuse.

Au lendemain de la révolution de 1848, les idées

simples, que je me propose de développer ici, eussent eu peu de chance d'être écoutées. Il sembla, pendant quelque temps, que le bon sens se fût éclipsé au sein des masses, et que l'imagination, cette folle du logis, surexcitée par les mauvais instincts, fût le seul mobile des sentiments, des pensées et des actions. Heureusement l'erreur, quand elle a cette portée, qu'elle doit entraîner fatalement la ruine de la société, et qu'elle va, par conséquent, contre la destinée providentielle de l'homme, l'erreur, dis-je, ne peut durer longtemps, et elle trouve dans les intelligences mêmes qu'elle a séduites, et dans les événements qu'elle entraîne, un correctif qui en limite la fatale influence. On peut le dire hautement aujourd'hui, le peuple, en général, a cessé de croire à ces idées malsaines qui, sous le nom collectif de socialisme, ravalent l'homme au niveau de la brute, en ne reconnaissant en lui rien de plus que des instincts purement animaux, et en appuyant sur cette base unique ses droits et ses devoirs, ce qui est, à vrai dire, nier les uns et les autres. A la lueur sinistre des événements qu'ont produits ces exécrables doctrines, le peuple est revenu à une appréciation plus vraie de sa nature; il s'est reconnu une autre vocation que celle du meurtre, du pillage, de l'incendie, du mariage sous forme de combinaisons de haras, et comme couronnement d'une telle vie, de la mort sans lendemain, et il a abjuré des doctrines dont il rougissait. Là où l'enseignement terrible des événements n'a pas produit ce retour salutaire au bien, c'est que le mal était fait d'avance, et qu'il avait sa source dans un esprit mal fait, ou un cœur corrompu. A ces pauvres déshérités qui se sont endormis dans les mauvaises pensées, comme l'insensé dans son délire, tendons encore une main amie, tâchons de réveiller en eux quelques sentiments humains, faisons briller à leurs yeux quelques-unes des vérités qu'ils ont désapprises; si, aveugles, ils ne voient pas la lumière, espérons du moins qu'ils en sentiront la chaleur.

Si, dès le début de ce petit écrit, je rappelle les idées fausses qui, pendant quelque temps, ont prévalu sur le bon sens, dans l'esprit du peuple, c'est moins pour l'accuser que pour le plaindre. Instrument du mal dans les mains des méchants, il n'est pour moi qu'une victime trompée : à ce titre, il ne doit m'inspirer qu'une douloureuse sympathie, et j'espère que ce sentiment, qui est dans mon cœur, passera dans mes paroles, pour leur assurer l'autorité qui commande la conviction.

J'avais besoin d'ailleurs d'exprimer tout d'abord les sentiments qui m'animent, en entreprenant de traiter un sujet si délicat; et c'est parce que je suis convaincu que les désordres à jamais déplorables, dont nous avons été témoins, doivent être surtout imputés à l'ignorance des masses, que je veux, suivant la mesure de mes forces, et dans les limites de mon sujet, essayer d'y propager quelques vérités utiles. Avec une autre conviction, je me serais tu. Tant que le mal en effet dérive de cette source, on ne doit pas désespérer de le guérir. En désespérer est une lâcheté, qui ne justifie pas sans doute le désordre moral, mais qui ôte à la société, que trouble ce désordre, le droit d'une sévérité excessive. A côté du droit, il y a donc un devoir qui le limite, et sans l'accomplissement duquel l'exercice de celui-là serait une odieuse tyrannie. Ce devoir, la société s'efforce tous les jours de le remplir ; mais que le peuple ne l'oublie jamais, quelques efforts que fasse la société pour améliorer sa position physique et morale, ces efforts demeurent stériles, l'œuvre est manquée, tant qu'il n'y apporte pas le concours de sa volonté.

Je parlais tout à l'heure du socialisme : j'y reviens encore ; crier au loup, c'est charité pour les brebis. Une des plus grandes sottises qui soient sorties de cette école, c'est la loi normale qui, suivant elle, devrait régir l'activité individuelle en la subordonnant entièrement à l'État, soit dans le but qu'elle se propose, soit dans les bénéfices légitimes qu'elle attend. Comment le peuple n'a-t-il pas compris tout de suite, que cette condition nouvelle qu'on voulait lui faire, soit qu'on la lui dissimulât sous le nom de droit au travail, soit qu'on la lui présentât plus crûment sous le nom de communisme, de phalanstère, etc., c'était tout simplement la confiscation d'un des biens les plus précieux de l'homme, la liberté. Non, l'ouvrier qui a la conscience de sa dignité d'homme, qui sait que le bénéfice le plus net de la civilisation, ça été de mettre l'homme en possession de lui-même, n'ira jamais abdiquer niaisement cette liberté en échange du picotin officiel et de la demi-botte réglementaire au ratelier national. L'homme vaut mieux que cela, et il le sait ; il le sait, et aucune théorie, aucun mensonge ne prévaudra d'une manière durable sur le sentiment de sa dignité. Le bruit des passions, soulevées dans son âme par les sophismes d'ambitieux mécontents, pourra couvrir un instant ce cri de la conscience, mais bientôt il l'entendra de nouveau dans la paix d'une vie régulière et honnête.

C'est la gloire de l'homme de faire lui-même sa position dans le monde, et d'y préparer celle de ses enfants. Voilà pourquoi, si la société peut et doit venir en aide aux nobles instincts, qui le conduisent vers ce double but, elle ne peut se substituer à lui, l'absorber, pour en faire un simple mécanisme sans spontanéité. C'est là la destinée des animaux qui labourent nos champs, des métiers qui fonctionnent dans nos ateliers industriels, ce n'est pas la destinée de l'homme. L'homme ne peut donc, sans s'avilir, sans se mutiler, sans renoncer à sa sublime vocation d'être immortel, s'affranchir du joug glorieux du travail libre, instrument sûr de son indépendance.

Maintenant, dans quelle mesure la société doit-elle

venir en aide à l'homme, dans l'œuvre si importante de sa destinée terrestre? Tout ce qu'elle peut à cet égard, elle le doit. Elle a déjà fait beaucoup dans ce sens, elle fait tous les jours davantage, et elle fera encore plus dans l'avenir. Il y a de cela une raison décisive, c'est la nécessité. Il n'est pas besoin de l'écrire dans les constitutions; la nécessité est une loi bien plus sûre d'être obéie. Les révolutions ne font que retarder ce bien, loin de l'accélérer; c'est un four qui toujours chauffe, et où rien ne cuit. Mais de tous les moyens par lesquels la société peut concourir à l'amélioration des classes laborieuses, un des plus efficaces peut-être, c'est de répandre parmi elles des vérités relatives à l'hygiène, c'est-à-dire à l'art de conserver et d'améliorer la santé. Comment en serait-il autrement? au point de vue purement matériel de la condition de l'homme, quel bien y a-t-il sans celui-là? Si pour l'homme riche même, ce bien l'emporte sur tous les autres, combien n'est-il pas plus précieux encore pour ceux qui demandent au travail le pain de chaque jour? Ici, la santé, c'est le trésor auquel on puise tous les jours, c'est le pain qui nourrit, c'est la boisson qui désaltère, c'est le feu qui réchauffe, c'est le vêtement, c'est la maison qui réunit la famille et où se développent les plus doux sentiments, c'est tout l'homme.

J'ai déjà dit et je répéterai souvent, parce qu'il faut, avant tout, que cela soit bien compris, que la société ne peut rien pour améliorer le sort du peuple, sans le concours ferme et intelligent de ceux dont elle veut le bien. Que sert en effet de créer des crêches, des salles d'asile, des écoles pour les enfants, des caisses d'épargne, des caisses de prévoyance pour la vieillesse, des monts-de-piété, des lavoirs, des bains publics, etc., si le peuple ne veut pas profiter de ces bienfaits? Il y a sur tous ces points, dans les masses, une ignorance qu'il faut faire cesser au plus tôt, si l'on ne veut pas que ces généreuses tentatives de la bienfaisance sociale soient frappées d'une mortelle stérilité. Mais c'est après la religion, en matière d'hygiène surtout, que l'on rencontre à chaque pas cette pierre d'achoppement. Là, on a à lutter à la fois contre l'ignorance qui ne sait pas voir, contre le préjugé qui croit voir, contre la passion brutale qui ne veut pas voir. Tout y est simple cependant dans cette science dédaignée, moquée, parce qu'elle est incomprise ; tout y est simple et semblerait devoir être saisi par l'instinct conservateur de la vie. Mais il n'en est rien, et j'ai déjà dit pourquoi, c'est qu'on ne voit pas, qu'on ne croit pas, ou qu'on ne veut pas.

A détruire ce triple obstacle, la science qui s'appelle l'hygiène ne suffit pas; il faut, pour qu'elle y réussisse, qu'elle mêle à ses enseignements des enseignements d'un ordre plus élevé ; il faut qu'elle arrache le cœur aux séductions du mal, et qu'elle s'appuie sur ses nobles instincts pour le pousser au bien. Je ne reculerai pas devant ma tache ainsi agrandie et, pour la remplir, je parlerai successivement de l'hygiène physique et de l'hygiène morale. Par l'une, je montrerai à l'intelligence le bien, par l'autre, je m'efforcerai d'y incliner l'âme. La conviction est la moitié du chemin à l'amendement, on fait le reste avec du cœur.

Enfant du peuple comme ceux auxquels je m'adresse, j'ai, comme eux aussi, connu les privations ; j'ai presque eu faim de leur faim, j'ai presque eu soif de leur soif. Je ne me vante de cela, ni ne m'en humilie, je le dis parce que cela est vrai ; je le dis encore parce qu'il faut avoir souffert peut-être, pour avoir le droit de parler à ceux qui souffrent, et que ce souvenir, toujours présent à l'esprit de ceux à qui je parle, donnera à ma parole une autorité qu'elle ne saurait avoir par elle-même.

Mais avant d'aborder l'hygiène proprement dite, il est nécessaire de dire un mot de la constitution physique et morale de l'homme, et de montrer que cette double nature appelle nécessairement une double influence, pour le développement complet de son être.

Le corps de l'homme est un admirable composé d'organes liés entre eux, non-seulement par la continuité des parties, mais encore, et surtout par la solidarité des fonctions qu'ils accomplissent. Depuis la naissance jusqu'à un certain âge, ces organes croissent et se développent, et cela par une force innée et par les influences mêmes qui entretiendront la vie pendant toute sa durée. Ces influences, dont dépend la vie physique, c'est l'ensemble des conditions au milieu desquelles nous vivons, et dont les principales sont l'air, la lumière, les aliments, etc., que nous fournit la nature, ou que façonne l'industrie humaine. On se nourrit d'air, comme on se nourrit de pain, c'est-à-dire que le corps, par l'action intime des organes, s'approprie l'un comme l'autre, et le convertit en sa propre substance. L'anatomie fait connaître les instruments de cette appropriation dans ses détails; la physiologie s'efforce d'expliquer le mode de cette transformation, et les autres fonctions de l'organisme, et l'hygiène apprend comment l'homme doit faire usage des choses nécessaires à la vie, pour en assurer le développement régulier.

L'instinct de l'homme, sur ce dernier point, devrait, ce semble, rendre inutiles les enseignements de la science. Il en serait ainsi, si l'homme était un pur mécanisme, ou qu'il n'y eût en lui, comme dans les animaux, que des organes avec des appétits réglés par un instinct infaillible. Mais si l'homme a un corps comme ces derniers, et s'il est soumis comme eux à des besoins purement matériels, auxquels correspondent, dans la nature, les choses propres à les satisfaire, il y a de plus en lui une force distincte de la matière, c'est la pensée, c'est le sentiment du bien et du mal, c'est l'âme. C'est cette force qui se pose en face de sa nature matérielle et qui, quand elle est mal dirigée, le conduit à tous les abus de la vie, et le place au-dessous de l'animal même, dont les instincts infaillibles le préservent au moins de ce péril.

Rougissons de cette dégradation, pour n'y pas tomber, mais n'en rougissons pas pour le caractère de l'homme. Alors même que l'homme se ravale au-dessous de l'animal par les excès, il reste toujours au-dessus de lui, car il le sait, car il est libre; la science qui s'égare, la liberté qui dévie du droit chemin, ce sont encore la science et la liberté, c'est encore l'homme avec son caractère indélébile et la supériorité de sa nature.

Je ne fais qu'indiquer ici ces notions, pour bien marquer l'esprit de ce livre; j'y reviendrai plus tard, et plus d'une fois, pour les développer, et surtout pour en déduire les applications pratiques à la conduite de la vie.

Mais je dois, dès maintenant, tirer une conséquence des courtes réflexions que je viens de faire sur la constitution physique et morale de l'homme, c'est que si celui-ci abuse si souvent de la vie, et de la liberté, dont il a en lui le sentiment invincible, ce n'est pas uniquement parce qu'il ne voit pas, mais surtout parce qu'il ne veut pas; de là la nécessité, pour prévenir ces funestes écarts, non-seulement d'éclairer son intelligence, mais encore de fortifier sa volonté pour le bien. mais où puiser cette force? à une source unique, la Religion. Hors de là, il n'y a que ruine, pour l'individu, comme pour la société. Quelques hommes, par la générosité de leur nature, peuvent échapper, dans leurs actes, aux conséquences d'une philosophie impie, mais ne comptez pas sur l'inconséquence, quand les passions ont pour elles la logique. L'homme ne trouve pas plus en lui-même le pain de la vie morale, que le pain de la vie physique; quand il veut vivre de soi, dans les deux cas, il périt; car s'il y a une mort physique, il y a aussi une mort morale, qui est le péché.

Ceci posé, comme simple indication de la voie que nous suivrons dans les leçons qui feront l'objet de ce livre, j'aborde immédiatement mon sujet.

CHAPITRE II.

Conseils à tous. — Propreté.

Je ne dirai pas ce que c'est que la propreté, car tout le monde le sait; mais ce que tout le monde ne sait pas, c'est que la propreté est presque aussi nécessaire au jeu régulier de la vie, que la respiration d'un air pur. La raison en est bien simple, c'est que le défaut de propreté, pour commencer par une de ses principales applications, en accumulant sur la surface de la peau une couche plus ou moins épaisse, en trouble plus ou moins les principales fonctions. La fonction de cette vaste enveloppe du corps humain ne consiste pas uniquement dans la sueur abondante, que provoque un exercice actif et soutenu; cette membrane, constamment en activité, sue toujours, bien que d'une manière insensible ; et non-seulement elle sue de l'eau, mais encore une sorte de graisse, qui en entretient merveilleusement la souplesse et l'élasticité. Chose remarquable; pendant que l'homme, quand il s'agit de lui, semble ignorer ces notions élémentaires, qui naissent de l'observation la plus superficielle de soi-même, il les applique judicieusement quand il s'agit de qui? des animaux qui le secondent dans ses pénibles travaux. « Le palfrenier, dit Hufeland (1), néglige tout pour étriller, bouchonner, laver son cheval ; si l'animal tombe malade, à l'instant même il soupçonne qu'on a bien pu négliger les soins de propreté. » La raison pour laquelle l'homme n'applique pas à la conduite de sa vie les notions de cette science, que je pourrais appeler instinctive, c'est que la négligence des soins de propreté ne fait pas éclater immédiatement la maladie, elle ne fait qu'en déposer lentement le germe au fond de l'organisme. Entre cette cause et ses effets, se placent une foule de circonstances plus saillantes, qui ont pu précéder immédiatement le développement du mal, et qui en paraissent naturellement la cause ; c'est là qu'est la source de l'erreur. Parce que deux faits se suivent, il ne s'ensuit pas nécessairement que l'un est la cause de l'autre. Un homme a eu froid, ou s'est exténué de fatigue ; il tombe malade. Est-ce ce froid ou cette fatigue qui ont déterminé

(1) *Macrobiotique*, ou l'Art de prolonger la vie. Paris, 1838.

la maladie? oui, peut-être. Mais peut-être aussi que si la peau avait été débarrassée de cette couche de crasse, tranchons le mot, qui en obstrue les pores, une sueur abondante serait survenue, qui eût prévenu la maladie. Quand l'organisme vient à se troubler gravement dans ses fonctions, la peau devient une sorte de soupape de sûreté, par laquelle s'échappe le trop plein des humeurs, et qui prévient ainsi l'explosion du mal. Qui aura compris ce que je viens de dire, et rien n'est plus facile à comprendre, aura compris du même coup la nécessité des soins qui constituent la propreté.

Maintenant y a-t-il un moyen, à la portée de tous, qui permette d'atteindre un but si important? oui certainement, et ce moyen, c'est l'eau. L'eau répond à une foule de nécessités de la vie; c'est pour cela que la main de Dieu l'a répandue avec une si grande profusion sur la surface du globe. La propreté du corps est une de ces nécessités; et l'eau est là sous la main de tous, pour que l'homme puisse obéir partout et toujours à cette exigence de la nature.

Jamais un ouvrier, à quelque ordre de travaux qu'il se livre, ne devrait sortir de son lit, sans se laver soigneusement la figure; une éponge, un chiffon de linge blanc suffit pour cela. L'habitude de ce soin le rend facile, et vaut à celui qui l'a une fois contractée mille fois plus qu'elle ne coûte. Ce soin montre que l'homme a le sentiment de sa dignité. Comment voulez-vous qu'on vaille aux yeux des autres, quand il semble qu'on ne s'estime pas soi-même? Je placerai à côté de ce soin celui de la chevelure, des vêtements. Outre que ce soin concourt avec le précédent à manifester le sentiment que l'homme a de sa dignité morale, et à prévenir par conséquent les autres en sa faveur, par l'heureuse impression qu'ils en reçoivent, il a souvent une très-grande importance hygiénique, en ce qu'il débarrasse les cheveux et les vêtements de corps pulvérulents, liquides ou gazeux qui s'y sont déposés, durant le travail, et dont le contact prolongé peut être l'occasion d'accidents plus ou moins graves. Je sais combien la propreté dont je parle est difficile à concilier avec un certain ordre de travaux, auxquels sont livrées les populations ouvrières; dans ces cas mêmes pourtant, il n'est pas douteux que si l'importance de ce soin était compris, on ne fît au moins quelques efforts qui tourneraient au profit de la santé. Mais en dehors de ces cas exceptionnels, combien d'ouvriers à qui il suffirait de vouloir pour atteindre un but si désirable, et qui ne veulent pas! Que ceux-ci comprennent enfin l'importance du soin sur lequel je viens d'appeler leur attention, et qui n'exige que trois choses qu'on a toujours sous la main, de la volonté, quelques minutes et de l'eau.

Le soin, dont je viens de parler, a surtout pour but de relever la dignité morale de l'homme. Les bains qui s'appliquent à toute la surface du corps, qui lavent cette large surface, en balayent toutes les ordures qui s'y sont lentement amassées, ont, au point de vue de la santé, une importance que les réflexions que j'ai faites plus haut feront comprendre de suite. Un grand nombre d'usines sont placées, dans l'intérêt des travaux auxquels elles s'appliquent, près de cours d'eaux, qui rendraient facile, au moins pendant une certaine saison de l'année, l'usage des bains. Dans un bon nombre aussi, une grande quantité d'eau chaude est jetée sur la voie publique, qui pourrait être utilisée par les ouvriers, pour se laver en toute saison et laver en même temps le linge de la famille, presque sans frais. Eh bien! là même, dans ces conditions si favorables, qui semblent inviter à une propreté facile, ce soin est généralement négligé. Dans ces derniers temps on a, dans diverses villes, à Rouen par exemple, établi des bains, des lavoirs publics où, à l'aide de la dépense la plus minime, les ouvriers peuvent satisfaire aux exigences les plus pressantes de la propreté. Or, il résulte de recherches à cet égard, que le plus petit nombre a répondu à cet appel bienveillant de la charité publique. Il y a là, on ne saurait le nier, une incurie, une apathie inconcevable. C'était un devoir pour la société de mettre à la portée des classes laborieuses les moyens qui rendent possible la propreté, tout en économisant temps et argent; la société l'a fait dans quelques grands centres de population, au moins, et elle multipliera encore ces établissements. Elle ne saurait faire davantage; la loi et la charité ne sauraient aller plus loin sur ce point, et par une raison bien simple, c'est que la loi et la charité ne sauraient faire vouloir qui ne veut pas. Un vieux de la vieille France, qui avait du bon, dit en parlant des bains : « J'estime le baigner salubre et croys que nous encourons nos légières incommodités en notre santé, pour avoir perdu cette coutume. » Si cela était vrai, il y a plusieurs siècles, aujourd'hui que l'industrie fait peser sur les hommes dont elle emploie les bras, le poids d'une foule de causes d'insalubrité alors inconnues, combien cette vérité est plus saisissante encore !

Ce que je viens de dire des ouvriers, livrés aux travaux industriels dans les grandes villes, je le dirai aussi des ouvriers qui se livrent aux travaux de la campagne. Là, en général, même facilité pour les soins de propreté, et même insouciance. La France, mieux partagée que plusieurs contrées, est presque partout pourvue d'eau, est sillonnée de rivières. L'ouvrier y lave ses chevaux ; mais lui, il ne s'y lave presque jamais. Cependant si, durant les chaleurs de l'été, il prenait quelques bains, non-seulement il maintiendrait par là la peau dans cet état de netteté que nous avons vu être si salutaire à la santé, mais encore il en résulterait pour lui un sentiment de bien-être et un accroissement de forces, qui lui permettraient de satisfaire à toutes les exigences des travaux de la moisson, et souvent le préserveraient des maladies qui marquent la fin de ces travaux.

De faux prophètes se sont levés, dans ces derniers temps, qui ont annoncé qu'une pluie d'or allait tomber sur le monde, et chacun, à l'annonce de cet évangile nouveau, s'est empressé, comme Gil Blas, de se placer sous la gouttière. Je n'ai pas besoin de dire en quoi cette pluie d'or s'est convertie, on ne le sait que trop. Mais à ces faux prophètes je dirai : Ne parlons plus de l'Icarie, de la Triade ou de la Ruche phalanstérienne : ce ne sont là que des fables d'une mythologie triste : la vérité pratique la plus simple vaut mieux. Laissons donc là toutes ces creuses rêveries, où l'on ne trouverait pas de quoi nourrir une mouche : les vérités qui sont sorties de cette source tiendraient dans une coque de noix. L'expérience seule guide sûrement l'homme. La science de la veille est moins incertaine que celle de demain. Dans l'avenir, comme dans les nuages, on voit tout ce qu'on veut, a dit une femme d'esprit. Mais revenons à notre sujet, la propreté.

La propreté ne se borne pas aux soins dont nous nous sommes occupés jusqu'ici ; elle s'étend plus loin : elle s'étend à la maison, à la chambrette qu'habite l'ouvrier. Il est évident que c'est en vain que l'homme veille à la propreté de son corps et de ses vêtements, si le même soin ne s'étend au lieu, dans lequel il passe une grande partie de sa vie, à son habitation. D'enquêtes faites dernièrement sur ce point, dans l'intérêt des classes laborieuses, il résulte que, dans les grands centres de population, dans les villes manufacturières surtout, une foule d'ouvriers passent une partie de leur vie au milieu d'un air empesté. Que les ouvriers me permettent de mettre sous leurs yeux un tableau qu'a fait du désordre, dont je parle, un homme qui ne doit pas leur être suspect, M. Blanqui : il parle des logements du quartier Saint-Vivien à Rouen :

« On n'entre dans ces maisons, dit-il, que par des allées basses, étroites et obscures, où souvent un homme ne peut se tenir debout. Ces allées servent de lit à un ruisseau fétide, chargé des eaux grasses et des immondices de toute espèce qui pleuvent de tous les étages, et qui séjournent, dans de petites cours mal pavées, en flaques pestilentielles. On y monte par des escaliers en spirale, sans garde-fous, sans lumière, hérissés d'aspérités produites par des ordures pétrifiées, et on aborde ainsi de sinistres réduits bas, mal fermés, mal ouverts, et presque toujours dépourvus de meubles et d'ustensiles de ménage. Le foyer domestique des malheureux habitants de ces réduits se compose d'une litière de paille effondrée, sans draps ni couvertures, et leur vaisselle consiste en un pot de bois ou de grès écorné, qui sert à tous les usages. Les enfants plus jeunes couchent sur un tas de cendres; le reste de la famille se plonge pêle-mêle, père et enfants, frères et sœurs, dans cette litière indescriptible, comme les mystères qu'elle recouvre. Il faut que personne, en France, n'ignore qu'il existe des milliers d'hommes parmi nous dans une situation pire que l'état sauvage, car les sauvages ont de l'air, et les habitants du quartier Saint-Vivien n'en ont pas. »

Je n'hésite pas à reconnaître avec M. Blanqui, que trop souvent, dans les grands centres manufacturiers, comme à Lille, Rouen, Lyon, etc., les ouvriers sont confinés dans des réduits bas, humides, manquant d'un air suffisamment pur. Je reconnais également avec lui que trop souvent aussi, et surtout dans les temps de crise, leur position devient extrêmement pénible, et en force un certain nombre à se dépouiller de leur chétif mobilier pour se procurer le pain du jour ; mais j'ajouterai immédiatement que, dans ce tableau lugubre, il faut, pour être complétement vrai, faire la part qui revient de droit à l'incurie, à la négligence, à la paresse. Sans doute ces réduits sont bas, obscurs et mal aérés ; le soleil ne vient que rarement les assainir et les réjouir, et l'ouvrier ne peut rien contre ces conditions défavorables. Mais ces immondices, qui stagnent en flaques pestilentielles dans les cours, ces ordures qui se pétrifient dans les escaliers, et qui sont autant de foyers d'émanations funestes, c'est la négligence coupable des ouvriers qui les produit et les entretient, et il faut avoir le courage de le leur dire. Dieu me garde, en faisant cette remarque, de l'intention de ralentir le généreux élan de la société dans la voie qui conduit le plus sûrement à l'amélioration du sort des classes laborieuses. J'appelle de mes vœux les plus ardents, au contraire, le moment où ces réduits insalubres, dans lesquels végètent plutôt que vivent tant de pauvres ouvriers, auront complétement disparu. Ce jour-là, la civilisation aura fait un pas immense. Mais un tel progrès n'est pas l'œuvre d'un jour, et il faut, en attendant qu'il se réalise, que l'ouvrier aide, par le concours de sa volonté, à l'œuvre de l'amélioration des conditions matérielles de sa vie : il le faut dès aujourd'hui, car alors même il le faudra encore. Les ordures se plaisent et prospèrent partout : elles s'acclimateraient aussi facilement dans la chambrette ou la chaumière de l'ouvrier hollandais, belge ou suisse, que dans l'habitation de l'ouvrier français. Pourquoi l'une a-t-elle une si gracieuse apparence, et l'autre un aspect sordide? C'est que la première est, de la part de ceux qui l'habitent, l'objet d'une sorte de coquetterie, tandis que l'autre n'est pas plus soignée, est moins soignée peut-être que le pavé des rues. On a déjà construit, dans quelques grandes villes, des cités ouvrières; on en construira partout probablement un jour; c'est le devoir de la société, et elle le remplira. Que là où ces établissements existent déjà, les ouvriers se hâtent d'en profiter; mais qu'ils n'oublient pas que la même négligence des soins de propreté engendrerait bientôt les mêmes désordres, et que, sans ces soins, ils retrouveraient là le même air empesté aussi sûrement que si, en quittant leur cloaque, ils en avaient emporté les ordures à la semelle de leurs souliers.

L'air est le pain de la respiration : ce pain-là se respire au lieu de se manger, voilà toute la différence. Je suppose qu'on proposât à un homme de manger du pain, du pain ordinaire, trempé dans des immondices; à coup sûr il ne le ferait pas, et il aurait raison. Eh bien! quand cet homme vit habituellement dans un air souillé de toutes sortes d'exhalaisons mauvaises, il fait exactement ce que je viens de supposer : il s'empoisonne lentement. Que les ouvriers comprennent bien cela, et je leur assure que, quand ils conformeront leur vie aux notions de cette science si simple, ils échapperont, eux et les leurs, à une foule de maladies qui les tuent avant le temps. Il y a, en France comme partout, un grand nombre d'ouvriers qui travaillent, mangent, et dorment dans la pièce unique qui constitue leur habitation. Il y a là un danger que je veux signaler. Quand même cette chambre serait parfaitement tenue, que la vigilance de ceux qui l'habitent n'y laisserait séjourner aucune immondice, proprement dite, ce séjour continu dans un même lieu est funeste, si l'on n'a soin d'y renouveler l'air de temps en temps. A mesure que nous le respirons, nous enlevons à l'air l'élément nécessaire à la vie, et nous y versons une sorte d'excréments gazeux, qui sont comme le résidu de la digestion que nous en avons faite : double cause qui en altère la pureté, et le rend impropre à entretenir la santé. Remangeriez-vous ce que vous avez mangé? Non, certes; eh bien! vous faites cela, quand vous continuez à respirer l'air, dont vous avez épuisé l'élément vital, quand vous ne le renouvelez pas suffisamment. De là ce mot d'un homme qui s'y entendait, et que je vais rappeler ici pour bien fixer ma pensée dans votre esprit : « Ne pas renouveler l'air de son cabinet, c'est vivre de ses ordures de la veille. »

Depuis que l'homme vit dans la lumière du christianisme, il se connaît mieux, il s'apprécie mieux, il il sait mieux ce qu'il vaut. Méconnaître ce sentiment, au milieu des erreurs sanglantes des révolutions, qui, depuis tant de siècles, agitent le monde, c'est méconnaître le génie même de la civilisation. Le peuple a la généreuse ambition qui naît de ce sentiment, et c'est sa gloire; mais il se laisse tromper, dans ses généreuses ardeurs pour le bien, par des charlatans qui l'exploitent, et c'est sa honte. Je voudrais que nos pauvres ouvriers, au lieu d'aspirer à gouverner le monde, qui ne peut pas plus être gouverné par eux, qu'un vaisseau par ses mousses ou ses marmitons, s'appliquassent à se mieux gouverner eux-mêmes. Ils ont le sentiment de leur dignité d'homme, ils savent que Dieu reconnaît sa créature sous la blouse aussi bien que sous les habits les plus splendides, c'est bien; mais, dans leurs désirs fiévreux d'amélioration, ils oublient les premiers soins que commande cette dignité, ils croupissent dans la fange, plutôt que d'obéir à la raison, qui leur conseille des moyens simples pour améliorer leur position; c'est mal. L'homme doit surtout compter sur lui pour faire ici-bas sa destinée. L'esclave païen a eu seul, parmi les hommes, l'insigne bonheur que l'État lui taillât sa soupe et lui fît son lit : voulez-vous que nous retournions à cet état, comme le chien retourne à son vomissement ?

Donc, Messieurs, vous dirai-je, en finissant ce chapitre, vous avez le sentiment de votre dignité, mais montrez-le ; montrez-le par le soin que vous mettrez à faire régner l'ordre et la propreté dans vos habitations ; ce soin anoblit la misère, tout comme un noble sentiment, quand il vient à y éclater, embellit la figure la plus ingrate. Montrez-le, par le soin que vous donnerez à votre personne, par la propreté de vos vêtements : un vêtement commun, mais propre, est un vêtement ; un vêtement sale est un haillon. Écoutez, et c'est par là que je finis, écoutez un savant hygiéniste, M. le docteur Lévy, et faites profit de ces paroles : « L'habit oblige ; la soutane contient le prêtre qui aurait de mauvais désirs ; l'humble paysan redresse le front sous le casque du cavalier ; on a remarqué que le soldat, vêtu de l'habit à basques, se respecte plus qu'en petite veste et en bonnet de police (1). »

Ainsi est fait l'homme, mélange inexplicable de petitesse et de grandeur.

(1) *Traité d'hygiène publique et privée*. Paris, 1850, 2 vol.

CHAPITRE III.

Tempérance.

La tempérance est la vertu qui règle les passions. Pourquoi ceux auxquels je m'adresse particulièrement ici, vont-ils de suite restreindre le sens de ce mot ? Pourquoi n'éveillera-t-il dans leur esprit que l'idée de l'usage modéré des boissons ? Ah ! la raison en est bien simple ; c'est que les excès alcooliques sont devenus la passion indomptée d'un grand nombre d'ouvriers. Tout vice vient de là, toute vertu est instinctivement rapportée là.

Autant l'usage modéré des excitants est utile à l'estomac pour en faciliter les fonctions, autant l'abus en est dangereux. Pour que cet usage des boissons alcooliques soit utile, il faut qu'elles soient prises au moment même du repas ; hors de là, il ne peut être que funeste. Sans doute il y a un grand nombre d'hommes qui n'ont pas même besoin, pour que cette fonction s'accomplisse parfaitement, de la stimulation des alcooliques ; mais il est incontestable qu'il en existe un plus grand nombre, peut-être, à qui cette stimulation est nécessaire. Cette nécessité se rencontre surtout chez les hommes livrés à des travaux pénibles, soumis à une nourriture commune, ou qui vivent dans un climat froid. C'est à ce besoin que répondent les boissons ordinairement usitées dans les repas, vin, cidre, bière, thé, eau-de-vie, café, etc. C'est le coup d'éperon qui fait marcher la bête, c'est le soufflet qui fait brûler le feu. Or, de même qu'on n'éperonne pas le cheval la veille pour le faire marcher le lendemain, que l'on ne souffle pas le feu le soir pour le faire brûler le matin; tout de même, ce n'est pas le petit verre matinal qui vous fera digérer à midi; loin de là, vous pouvez être assurés, que cette habitude mauvaise nuit essentiellement au travail de la digestion. Si l'homme avait assez d'empire sur lui-même, pour s'arrêter au degré de stimulation, qui ne compromet pas la santé de l'estomac, je verrais, en général, peu d'inconvénients dans cet usage, si familier aujourd'hui aux hommes de rude labeur : l'organe s'habituerait à cette excitation régulière, et il en résulterait ce que les plus sages y cherchent, un sentiment de bien-être et de force qui fait aller plus joyeusement au travail. Malheureusement, il n'en est pas ainsi ; l'habitude émousse la sensibilité de l'estomac, et, pour éprouver chaque matin le même effet des excitants, il faut en augmenter graduellement les doses. Là est le danger, là est la pente, qui conduit peu à peu aux excès les plus crapuleux, et par là, presque infailliblement, à des maladies qui tuent avant le temps. Que l'ouvrier, qui veut travailler sérieusement à la réforme de sa vie, et dans l'intérêt de sa dignité morale, et dans l'intérêt de sa famille, et dans l'intérêt de sa santé, renonce donc à l'habitude mauvaise de boire à vide. L'argent, qu'il économisera par la suppression de cette habitude égoïste, qu'il l'emploie à se procurer une boisson plus saine, destinée uniquement à arroser son frugal repas. C'est là le parti le plus sage et le plus sûr. Si l'on ne peut pas, ou plutôt, si l'on ne veut pas renoncer à cette habitude, que l'on amoindrisse au moins le danger, en ne prenant jamais d'eau-de-vie, sans lester l'estomac d'une petite quantité de pain, comme pour échapper à un incendie, on jette un matelas sur le sol, avant de sauter par la fenêtre.

Jusqu'ici, je n'ai parlé que de l'usage modéré des boissons alcooliques en dehors des repas, et l'on a vu que, même dans ces limites, il n'était pas toujours sans danger. Mais ce sont les sages qui s'arrêtent là; beaucoup arrivent à l'excès. A ce degré, l'usage des boissons alcooliques, quelles qu'elles soient, est tôt ou tard funeste. Comment voudrait-on qu'il en fût autrement? est-ce que les muscles, trop longtemps tendus, ne se fatiguent pas et ne produisent pas la courbature? Est-ce que l'œil, trop longtemps appliqué, et qui fait, pour ainsi dire, orgie de lumière, ne porte pas la peine de cet excès? Est-ce que la lime même ne s'use pas? Toute force s'épuise, les forces vitales plus encore, et plus tôt que les forces physiques. On rapporte qu'un médecin, après avoir fait une étude attentive de l'anatomie, après avoir admiré la délicatesse des rouages qui constituent le mécanisme de l'organisation vivante, n'osait plus remuer. Savez-vous pourquoi? Parce qu'il avait peur de se casser. Ceci est trop fort pour être vrai, à moins qu'il ne s'agît d'un pauvre fou, mais nous montre, en caricature, une vérité, c'est à savoir la faiblesse, la fragilité du corps humain. Ce n'est pas d'ailleurs l'estomac seul qui porte la peine des excès alcooliques. Il suffit d'avoir vu, une fois dans sa vie, un homme ivre, pour comprendre, que le poison funeste que cet homme a absorbé, a porté son influence sur la machine tout entière, et l'a détraquée. Sa face hébétée n'a plus rien d'humain; ses idées, sans lien entre elles, n'ont pas plus de sens pour les autres que pour lui; il délire, il est fou. Il ne parle pas, il balbutie; les sons qui sortent de son gosier aviné, tiennent autant du cri de l'animal, que de la parole de l'homme : incapable de diriger ses mouvements, il marche en trébuchant, à l'aventure, et s'il tombe, et qu'on le relève d'un côté, il retombe de l'autre. Quelque hideux que soit ce tableau, il l'est bien moins encore que ce qu'il cache. L'homme ivre est un homme, qui se place volontairement sur la pente de tous les crimes : l'un se tue, l'autre tue : celui-ci insulte tout ce qu'il rencontre; celui-là réserve tous les effets de sa colère pour sa femme et ses enfants, qu'il ruine. Je ne dis pas que l'ivresse ait constamment ces effets funestes, mais elle est la route qui y conduit : et je n'exprime pas une idée que je ne pusse prouver, quand je dis que l'homme, qui a contracté l'habitude de l'ivresse, a fait près de la moitié du chemin qui conduit au bagne ou à Charenton. L'ivrogne d'habitude qui échappe à ce double malheur, finit presque toujours par mourir, avant le terme ordinaire de la vie, sur le grabat de la misère. Qu'on ne vienne pas opposer, à ce que je viens de dire, l'exemple d'ivrognes qui se portent bien et vivent longtemps. Je ne nie pas ces faits : pourquoi frappent-ils ? Parce qu'ils sont exceptionnels ; puis j'ajoute : ceux-ci sont là pour se vanter de leurs excès impunis ; mais tous ceux qui sont morts victimes de leurs désordres, ne reviennent pas pour s'accuser ou pour s'en plaindre. Un médecin américain, pour combattre ce vice funeste, avait fait reproduire, dans des gravures fidèles, les désordres de toutes sortes que l'ivresse amène si souvent à sa suite dans l'organisation, et ces tableaux, il les avait fait placer dans les endroits les plus rapprochés des cabarets, avec cette inscription, en grosses lettres : *Buveurs, voilà ce que deviendra votre estomac, si vous continuez à boire.* Nos mœurs répugnent à l'emploi de ce moyen, et je craindrais d'ailleurs que ceux dont on voudrait par là réformer la vie n'y vissent autre chose qu'une caricature peu gaie. Quelques paroles de bon sens valent mieux : j'ai tâché de les dire : plaise à Dieu qu'elles aient assez d'efficacité pour arrêter un certain nombre de ceux qui sont sur le bord de l'abîme. Le retour au bien est toujours possible à qui sait comprendre et vouloir.

Je ne puis, en parlant de la sobriété, ne pas parler des résultats admirables obtenus, en Angleterre et en Amérique, par les sociétés dites de tempérance. Tout homme qui fait partie de ces sociétés, prend d'honneur l'engagement de renoncer à toute boisson fermentée. Vous voyez que je suis beaucoup moins exigeant; mais au moins n'oubliez pas que ces hommes (et ils sont nombreux, et ils appartiennent à toutes les classes de la société), qui se sont soumis volontairement à cette loi, sont tous devenus des modèles de conduite; que les rixes, les crimes sont à peu près devenus inconnus parmi eux. Admirable résultat, disais-je, non-seulement parce qu'il nous montre la sobriété transformant les hommes, mais encore parce qu'il établit d'une manière triomphante l'empire de l'homme sur ses mauvais penchants. Qui de vous, en face de cette victoire éclatante de la volonté, oserait dire que ses penchants l'entraînent, qu'il ne peut résister, qu'il est forcé, comme l'animal immonde, de rester, de croupir, de mourir dans sa boue? Non, vous ne le direz pas : car vous voyez bien qu'en face de ces faits, que je viens de vous rappeler, cette prétendue impuissance serait de la lâcheté, et un homme ne doit jamais être un lâche.

« Il en coûte moins cher pour nourrir un vice que pour élever deux enfants, » a dit Franklin : cela est vrai, surtout de l'ivrognerie, qui épuise la bourse, ruine la santé et gaspille le temps, cette étoffe dont la vie est faite, suivant l'expression du même auteur. Qu'on se convainque bien de cette vérité, et je me persuade que quiconque aura conservé dans son cœur un sentiment d'honneur et de dignité, s'efforcera, au moins, de s'affranchir d'un joug qui l'avilit.

Des médecins ont tâché, par leurs conseils, de venir en aide aux hommes de bonne volonté, pour les guérir de ce vice. Dans ce but, quelques-uns ont conseillé de réduire chaque jour la dose du poison, en diminuant la capacité du verre, en faisant tomber chaque jour au fond de celui-ci, 4, 5, ou 6 gouttes de cire à cacheter : c'est engager l'homme à se tromper lui-même ; ce moyen est peu sûr, et me rappelle un peu la plaisanterie qu'on fait aux enfants, quand on leur conseille, pour attraper les oiseaux, de leur mettre du sel sous la queue. Un moyen plus sûr, certainement, mais qui suppose, lui aussi, la résolution bien arrêtée de combattre l'ivrognerie, de la part de ceux qui s'y livrent, consiste à mettre de l'eau-de-vie dans le pain, dans la soupe, dans tous les aliments :

Aimez-vous la muscade ? on en a mis partout.

Cette méthode, si elle pouvait être suivie pendant quelque temps, amènerait infailliblement le dégoût des alcooliques, et guérirait de cette funeste passion. Mais il faudrait que le malade, car l'ivrogne est un malade, le voulût, ou que sa femme l'osât. Cette condition essentielle du succès de l'entreprise n'est pas commune. Toutefois si, comme il n'arrive que trop souvent, des parents voyaient germer cette passion fatale dans leurs enfants, alors qu'ils vivent encore dans la maison paternelle, qu'ils essayent ce moyen avec prudence, et il est probable qu'ils en obtiendront d'heureux résultats.

On a remarqué que depuis vingt ans environ, l'usage du café s'est excessivement répandu. Au point de vue de l'hygiène, je n'ose pas dire que cela est un mal (Voy. note *A*). Sans doute, le café n'exclut pas l'eau-de-vie, l'appelle même peut-être, mais cela n'est pas toujours. Nos paysans, par exemple, se contentent quelquefois du café ; et quand ils ne se bornent pas là, le café qu'ils prennent amoindrit, au moins, l'influence dangereuse, cautérisante de l'eau-de-vie. Loin donc de proscrire le café, je le conseille, quelle que soit sa propriété nutritive, question qui ne me paraît pas encore résolue.

Il en est de même du tabac à fumer, qui est devenu d'un usage si universel. Peut-être son influence sur le système nerveux contre-balance-t-elle l'influence excitante des alcooliques, et prévient-elle, dans quelques cas, les grandes explosions de l'ivresse. Et puis, ainsi que l'a dit un de nos plus grands hygiénistes, M. Lévy (1), il faut bien que le tabac réponde à quelque besoin dans l'homme, pour qu'il soit devenu d'un usage si général. Rien de plus vrai ; et ce besoin, c'est l'ennui. Notez bien qu'à ce titre, le tabac devient un remède,

(1) *Traité d'hygiène publique et privée.*

et n'en usez que comme d'un remède, avec sobriété, car l'abus peut en devenir, et en devient souvent funeste.

Je ferai encore quelques remarques essentielles sur ce point. Quand le tabac fait cracher abondamment, il est, par cela seul, une cause d'affaiblissement : car tout liquide qui sort du corps vient du sang, et l'appauvrit. D'un autre côté, l'estomac peut être privé par là d'un liquide utile à la digestion. Si donc les fonctions de cet organe viennent à se troubler chez un fumeur, il doit commencer par renoncer, au moins temporairement, à cette habitude. Un autre inconvénient moins grave de la pipe, c'est d'écorcher la langue, en détachant l'épiderme qui en couvre la surface. J'ai remarqué que ce petit accident arrive surtout si l'on fume peu de temps avant de manger. Rien de plus facile, par conséquent, que de le prévenir. Enfin il est une maladie à laquelle les fumeurs sont plus exposés que d'autres, c'est le cancer, ou, pour parler plus exactement, le cancroïde de la lèvre inférieure. C'est surtout l'usage des pipes courtes, appelées vulgairement *brûle-gueule*, qui paraît entraîner ce danger : donc l'homme prudent doit y renoncer.

On voit que la science, sous ma plume, est assez tolérante; elle le sera plus encore pour ce qu regarde l'alimentation. Rarement il y a excès, sur ce point, parmi les ouvriers. Dans les maladies qui les frappent, et qui dérivent de cette source, c'est bien plus dans la qualité des aliments, que dans la quantité qu'il faut en chercher la cause. La règle souveraine, en cette matière, c'est, pour les ouvriers comme pour tout le monde, de faire entrer le plus de viandes fraîches possible dans leur alimentation. Qu'ils s'abstiennent, autant qu'ils le pourront, de l'usage des viandes préparées, qui se débitent chez les charcutiers ; en général, ces viandes sont malsaines; corrompues, elles sont souvent funestes. Leur assaisonnement de haut goût, qui allèche le palais, masque le danger, mais ne le supprime pas. Les légumes valent infiniment mieux, et doivent entrer largement dans le régime alimentaire des ouvriers, les pommes de terre surtout, ce pain tout fait, ainsi qu'on l'a dit énergiquement. La France, terre plantureuse par excellence, fournit abondamment ces produits alimentaires. Mais les deux mers, qui baignent ses côtes, lui assurent encore un heureux privilége, celui du poisson, à un prix relativement peu élevé. Les habitants de la campagne l'ont compris, et font entrer aujourd'hui un peu plus le poisson dans leur alimentation. Quand, grâce aux grandes lignes de fer, qui ne peuvent tarder à s'exécuter, non-seulement tous les points de l'Océan, mais encore ceux de la Méditerranée et les grands fleuves du midi et de l'est, viendront verser abondamment cet aliment sur tous les marchés de France, nous verrons probablement baisser encore le prix de cette utile denrée alimentaire. Que les ouvriers en profitent pour améliorer leur régime, en usant plus largement du poisson. C'est évidemment, après la viande, l'aliment le plus substantiel, le plus réparateur.

Il est encore un besoin, besoin à la fois physique et moral, bien naturel à l'homme, c'est le besoin né de l'instinct, qui porte un sexe vers l'autre. Là est le germe d'une passion qui, si elle n'est pas contenue, bridée par la religion ou la morale, entraîne l'homme aux plus funestes écarts. Ne voir dans le libertinage qu'une infraction aux lois de l'hygiène, qu'un abus des forces, qui conduit à la ruine de la santé, c'est rapetisser l'homme, c'est oublier la meilleure partie de lui-même, c'est oublier son âme, c'est oublier que la vie est autre chose qu'une simple affaire de respiration. Nous ne commettrons pas cette faute; nous montrerons d'abord combien le libertinage est funeste à la santé, en s'attaquant à une des sources principales de la vie; mais, plus tard, et quand nous traiterons de l'hygiène morale, nous reprendrons cette question, et montrerons combien ce vice avilit l'homme, en même temps qu'il mine sourdement l'organisation.

De tous les excès qui constituent le libertinage, l'excès le plus funeste, l'excès qui ruine le plus sûrement la santé, c'est celui qui consiste à violer ses propres sens, pour en arracher du plaisir. L'homme fait résisterait difficilement à cette pernicieuse habitude, qui domine tous les jours plus impérieusement la volonté; comment l'enfant, l'adolescent même y résisteraient-ils? Là, certainement, est une des sources les plus fécondes des maladies qui affligent l'espèce humaine ; non de ces maladies aiguës qui emportent l'homme ou guérissent en quelques jours, mais de ces maladies qui minent sourdement les organisations les plus puissantes, et les brisent presque infailliblement, après un temps plus ou moins long. On a fait, dans ces dernières années, une remarque dont je rougis pour mon pays, c'est que la Normandie est, des diverses provinces de la France, celle qui compte le plus de jeunes soldats, réformés sous les drapeaux. Dieu me garde de supposer que c'est au libertinage précoce, plus fréquent ici qu'ailleurs, qu'il faut attribuer ce résultat ! Mais pour moi, médecin, qui sais combien ce vice funeste agit sur la santé, en faisant obstacle au développement de l'organisation, je suis sûr au moins que là, où cette fatale habitude existe, elle concourt puissamment à l'inaptitude que je signale. Jeunes ouvriers, qui savez un peu l'histoire de votre pays, qui savez la part glorieuse de la Normandie à la gloire militaire de la France, depuis Guillaume le Conquérant jusqu'au général Duvivier, mort hier au pied d'une barricade, dans une guerre civile impie ; compatriotes du grand Corneille, le peintre immortel de l'idéal du héros, rougissez avec moi de cette honte de mon pays ; s'il y a des libertins parmi vous, s'il y en a qui portent une main souillée sur eux-mêmes, dites-leur que cet acte est plus qu'un crime, c'est une lâcheté ; dites-leur que, par cette souillure, ils se rendent, autant qu'il est en eux, indignes de servir la France, et que ce n'est pas un fusil, mais une quenouille qui conviendra un jour à leurs mains débiles.

D'ailleurs, que le jeune homme qui s'énerve ainsi dans les sales voluptés de cet amour solitaire, ne se flatte pas, malgré le mystère dont il s'entoure, de dérober sa honte à tous les yeux. Il y a dans son œil éteint, dans son regard oblique, qui n'ose jamais regarder en face, dans son teint plombé, dans ses mouvements mous, incertains, dans son éloignement pour les jeux de son âge, qui le fait se tenir à l'écart, comme un chien galeux, dans son état de maladie sans souffrance, il y'a, dis-je, dans cet ensemble de symptômes, de quoi trahir le libertin le plus habile à dissimuler sa turpitude.

Un des premiers fruits de cette habitude honteuse est donc le mépris. Mais ce n'est pas tout; si le libertin qui viole ses propres sens dans des plaisirs solitaires, échappe, par la force de son organisation, aux maladies qui le menacent immédiatement, il court encore le risque de ne devenir jamais homme. Parmi ceux qui ont ainsi abusé d'eux-mêmes, presque au sortir de l'enfance, il en est un bon nombre en effet qui sont frappés d'une véritable impuissance. Ils ont escompté leurs forces avant le temps, et quand l'époque du mariage arrive, ils sont devenus insolvables ; et d'autres, hélas ! bien souvent, se chargent de payer leurs dettes. Ainsi les malheurs succèdent aux malheurs, et la vie n'est plus qu'un long désespoir.

Je m'arrête ici et ne veux pas sonder davantage un abîme où, santé, morale, plaisirs légitimes, bonheur, tout s'engloutit successivement. Ce que j'ai dit sur ce désordre suffira, je pense, pour faire comprendre la gravité des conséquences qu'il entraîne presque infailliblement, et je passe de suite à un autre abus, dont les conséquences sont également funestes.

Cet abus, c'est la fréquentation des femmes en dehors de l'état du mariage ; il faut bien le dire, rien n'est plus fréquent que ce désordre, dans les ateliers de nos grandes villes manufacturières. A peine le jeune homme et la jeune fille sont-ils nubiles, qu'ils se souillent dans des embrassements criminels. Les malheureux ! ce que l'amour a de plus délicat et de plus doux pour le cœur, le charme de désirs nés d'une aptitude qui s'ignore, les hésitations de la pudeur qui doublent le plaisir, le respect de l'objet aimé, qui donne à l'âme sa part dans une affection légitime, ils ne le connaîtront jamais. Ah ! s'ils savaient de combien de doux sentiments ils se privent, sans parler du témoignage de leur propre conscience, par la prodigalité. avant le temps, de leurs forces viriles, ils seraient chastes, ne fût-ce que par sensualité. Et le mal ne s'arrête pas là ; le premier pas fait dans cette voie funeste, ils grandissent tous les jours dans le mal. Leurs sens, à peine développés, ont besoin de l'attrait du changement pour obéir aux désirs de leur imagination souillée, et ils se prostituent tous à toutes. Après avoir ainsi débuté dans la vie, où croyez-vous que le libertin s'arrêtera? Pour moi, je n'ose le dire; mais ce que je puis dire, c'est que si les excès, auxquels il se laisse emporter avec les femmes faciles ou les prostituées en règle, ne le tuent avant le terme ordinaire de la vie, sa santé courra les risques les plus graves. Sa constitution affaiblie l'exposera à une foule de maladies; et surtout il ne saurait, sans une chance sur laquelle il ne peut compter, échapper à la contagion du poison vénérien. Je ne veux pas, au nom de l'hygiène, faire de l'intimidation, mais j'ai le droit de dire, parce que la science m'y autorise, et je dis que quiconque a eu une fois cette honteuse affection, n'est presque jamais parfaitement sûr d'en être complétement quitte. La caque sent toujours un peu le hareng, qu'on le retienne bien; car le fait que j'affirme est aussi vrai que le proverbe, sous la protection duquel je le place.

Encore un mot et je finis: j'ai quelquefois questionné les pauvres victimes d'un mal puisé à des sources impures. A les entendre, c'est la force du tempérament, ce sont d'indomptables passions qui les entraînent. Cela arrive souvent, sans doute, bien que ce ne soit, en aucun cas, une justification; mais combien plus souvent encore, c'est le déréglement de l'imagination, qui imprime aux sens une excitation factice, et les entraîne! ces hercules prétendus, ce sont des enfants mal élevés, voilà tout. Car rien de plus vrai que cette idée exprimée par un savant physiologiste: « La lubricité tient plus souvent au vide de la tête qu'à la plénitude des organes qui lui servent d'instruments (1). » Interrogez-vous quelquefois là-dessus, et peut-être vous vanterez-vous moins, et ferez-vous mieux ; double victoire que vous remporterez d'un seul coup, victoire de bon sens et victoire de vertu.

CHAPITRE IV.

Du soin des enfants.

Les enfants sont, en germe, la force des États ; selon les soins dont les entourent ceux que Dieu a placés auprès de leur berceau, ils en seront un jour ou la gloire ou la honte. Que l'homme qui attend du travail de ses bras le pain de chaque jour, que l'homme qui mange le travail de ses mains, pour employer une expression énergique de l'Écriture, ne s'imagine pas que l'humble position qu'il occupe dans le monde diminue ses devoirs à cet égard, amoindrisse sa responsabilité ; ce serait là une grave erreur. Il n'y a pas de degrés dans la paternité, il n'y a pas de degrés dans les obligations qu'elle impose : soins matériels, soins moraux, c'est-à-dire religieux, car sans la religion, il n'y a pas de morale efficace, l'enfant ne demande pas à son père s'il est riche ou pauvre, pour les exiger, il les exige

(1) Burdach, *Traité de physiologie.*

impérieusement, parce qu'il les exige, sous peine de mort physique et morale.

Nous nous occuperons d'abord des soins physiques; nous parlerons plus tard des soins moraux, qui souvent en assurent l'efficacité.

De la chaleur, un air pur, voilà ce qu'avant tout exige la santé si frêle d'un enfant qui vient de naître. Je sais bien que ces deux conditions, si simples, ne sont pas toujours faciles à réaliser, surtout dans nos grandes villes; le bois est cher, les loyers ne le sont pas moins, et pour dépenser le moins possible, l'ouvrier, père de famille, est obligé de se confiner dans un logement étroit, où l'air est en quelque sorte mesuré, comme si le bon Dieu ne nous l'avait pas prodigué. Que dans ces circonstances au moins, l'ouvrier, qui veut remplir ses devoirs de père et d'époux, n'ajoute pas à ces conditions défavorables les influences mauvaises qui résultent de la malpropreté. Il y a, dans je ne sais quelle partie de l'Amérique, une île peu étendue, où les parents fêtent l'arrivée d'un nouveau-né par des soins bien touchants; ces soins consistent, quelques jours avant l'heureux événement, à laver, frotter, embellir en un mot, et à assainir en même temps la maison, comme on fait souvent dans notre France à la fête patronale du pays (1).

On redoublera donc de soins de propreté, à la nais-

(1) C'est un peuple demi-sauvage peut-être, qui nous donne cette leçon: rougissons-en pour ne pas l'oublier.

sance d'un enfant; d'abord parce qu'un air vicié serait un poison rapidement funeste pour ce pauvre petit être si frêle, et ensuite pour la mère, qui a un besoin presque égal de respirer un air pur, pour échapper aux maladies particulières qui la menacent, dans la position où elle se trouve.

Mais l'enfant, pas plus que l'homme, ne vit d'air seulement, il faut le nourrir. Tout le monde sait combien cette nourriture des premiers jours doit être légère, pour être profitable, et avec quelle prudence il faut passer de cette alimentation à une alimentation plus substantielle, plus forte. Ce serait sortir de mon sujet que de m'étendre là-dessus. Je ne ferai sur ce point que quelques remarques. La femme qui est forte, bien portante, qu'elle soit la femme d'un ouvrier ou d'un prince, doit se faire elle-même la nourrice de ses enfants. Évidemment ce n'est pas pour faire.... des œufs à la neige, que ses seins regorgent de lait; c'est uniquement pour nourrir, pendant la première année de sa vie, l'enfant qui s'est détaché d'elle. L'enfant doit vivre de sa mère pendant ce temps et plus longtemps même, comme il vécut d'elle pendant les neuf mois qu'il demeura dans son sein.

Cet oracle est plus sûr que celui de Calchas.

L'accomplissement de ce devoir ne saurait rencontrer de difficulté sérieuse, parmi les ouvriers des campagnes : aussi presque toutes les mères s'y soumettentelles à cette douce obligation. Il n'en est pas de même dans les villes ; il y a ici des difficultés qui n'existent pas là, il faut le reconnaître ; mais ces difficultés ne sont pas toujours invincibles à un véritable cœur de mère. Que les jeunes filles ne se prodiguent pas, comme elles le font trop souvent ; qu'elles aiment pour la première fois, et qu'elles n'aiment que celui qu'elles doivent aimer toujours, et je leur assure qu'elles seront meilleures mères, mères plus dévouées. Comment voulez-vous qu'on connaisse l'énergie, les tendresses de l'amour maternel, quand on a gaspillé, dans des amours d'aventure, toute la pudeur, toutes les délicatesses, toutes les sublimes voluptés que contient un cœur de femme. Si les prostituées ne goûtent que bien rarement le bonheur de la maternité, c'est qu'elles n'en sont pas dignes ; elles ont perdu, par l'infamie de leur vie, le droit d'être mères. Ne croyez pas non plus que ce soit toujours la misère, qui conduise une femme à abandonner son enfant à la charité publique ; ce délaissement impie a bien souvent sa cause dans les lâchetés du cœur. Ce n'est pas le pain qui manque, ce sont les tendresses qui constituent le sentiment maternel. Les rivières charrieraient de la bouillie, que ces femmes n'en abandonneraient pas moins leurs enfants, parce qu'il faudrait se baisser pour la ramasser.

Ce que je viens de dire s'applique exclusivement aux femmes, qui ont des sens et pas de cœur. Quant aux autres, qu'elles entretiennent religieusement au fond de leur âme le sentiment qu'y a gravé la main de Dieu; qu'elles ne se séparent de leurs enfants, pour les livrer à des mains étrangères, que quand les nécessités de leur position les y contraignent. Qu'elles ne s'effrayent pas trop des incertitudes de l'avenir; l'amour d'une mère est industrieux, il trouve des ressources imprévues ; la charité ne lui fait d'ailleurs jamais défaut ; ce sont deux vertus qui se connaissent, elles sont toutes deux filles du ciel.

Pour concilier les exigences d'une vie de travail avec les devoirs de la maternité, un homme, dont toutes les mères béniront un jour le nom, M. Marbeau, a conçu la pensée d'un établissement utile, c'est celui des crèches. Tous les matins, avant de se rendre à leur travail, et après leur avoir donné le sein, les mères apportent là leurs enfants, pour les y reprendre le soir et, les garder auprès d'elles pendant la nuit. Elles peuvent ainsi, pendant le jour, se livrer au travail qu'elles n'interrompent que de temps en temps, et souvent même seulement à l'heure des repas, pour venir à l'établissement s'acquitter du doux devoir de nourrices-mères. Dans l'intervalle de ces visites plus ou moins fréquentes, suivant l'âge des enfants et les ressources de la crèche, les soins, que ces pauvres petits êtres exigent, leur sont prodigués par des femmes dévouées, sûres. C'est là, je le répète, une des idées les plus heureuses, et qu'il serait bien désirable de voir réaliser dans tous les grands centres de population, et surtout dans les villes manufacturières. Déjà de semblables établissements existent dans diverses villes ; que là où ils existent, la classe ouvrière en profite, elle en reconnaîtra immédiatement les avantages.

Je terminerai ces courtes remarques sur les soins du premier âge, par une réflexion qui, pour s'adresser à un préjugé moins répandu aujourd'hui qu'autrefois, n'en doit pas moins encore être faite ici : cette réflexion se rapporte à la manière dont les mères enveloppent leurs jeunes enfants. « Ils crient du mal que vous leur faites, disait un philosophe fameux du dernier siècle, en parlant du maillot, ainsi garrottés, vous crieriez plus fort qu'eux. » Eh bien ! ces paroles vives, qui s'appliquaient à la torture du maillot d'autrefois , conservent encore aujourd'hui une partie de leur vérité , quand on considère la manière vicieuse, dont quelques mères ou nourrices habillent de leurs langes les jeunes enfants. Ces langes, vêtement du premier âge, sont souvent trop serrés. Je sais bien que les pauvres enfants, dont il s'agit, sont fréquemment placés dans des chambres humides, froides, et qu'il est utile de serrer un peu les langes qui les enveloppent, pour éviter la déperdition de la chaleur ; mais on pourrait arriver à ce but sans une compression aussi forte, qui nuit au développement des membres, au mouvement de la poitrine, si nécessaire à la respiration. D'ailleurs l'été, cette crainte de refroidissement disparaît. Dans cette saison de l'année , que l'enfant ne soit enveloppé de ses langes que pendant la nuit. Quand il veille, qu'un simple linge l'entoure pour la propreté et qu'il puisse s'agiter à son aise. Plus tard, qu'il soit tout à fait libre dans ses mouvements ; qu'il respire à pleins poumons l'air libre du dehors. S'il est pâle, qu'on ne craigne pas de l'exposer au soleil, en prenant seulement soin de préserver sa tête contre une chaleur trop vive et trop directe.

Pour que l'enfant puisse ainsi prendre ses ébats librement, il suffit d'un tapis. A la campagne, ce tapis est tout trouvé, c'est le gazon du courtil ou de l'herbage, sur lequel il suffit, quand cela est nécessaire, d'étendre un morceau de linge quelconque. A la ville, on n'a ni ce tapis moelleux, ni ce soleil splendide ; eh bien ! il faut tâcher de suppléer à l'un et de profiter des moindres rayons de l'autre. Pour cela il ne faut que deux choses : un peu de prévoyance et un peu d'industrie. Connaissez-vous le tapis-loques ? non ! Je vais vous dire ce que c'est : ici, c'est aux mères que je parle, écoutez-moi. Ramassez tous les débris de vêtements de laine ou de coton, que vous laissez pourrir dans les coins, parce que vous ne savez qu'en faire ; lavez-les, découpez-les en lanières d'un demi-centimètre, ajustez celles-ci au bout les unes des autres, puis tricotez-les avec des aiguilles de bois dans, vos moments perdus ; vous vous procurerez ainsi pour rien un tapis aux mille couleurs, sur lequel votre enfant rampera, se roulera, gambadera aussi joyeusement que si c'était un tapis d'Aubusson. Maintenant il nous faut du soleil, ceci est plus difficile à faire ; alors n'en faites pas, mais dès qu'un rayon de soleil pénétrera dans votre chambrette, qu'il soit pour votre enfant; placez-le sous sa bienfaisante influence, et vous verrez combien il se réjouira de ses douces caresses.

Je ne puis résister au désir de rappeler ici une expérience qui montre, de la manière la plus évidente, combien la lumière est nécessaire au développement de la vie. Un physicien a placé dans la Seine des têtards (les têtards sont les grenouilles à leur premier degré de développement) enfermés dans deux boîtes, percées de trous pour le renouvellement de l'eau, et formées, l'une, de parois transparentes, pour que la lumière pût pénétrer; l'autre, de fer-blanc, pour en intercepter le passage. La métamorphose des têtards en grenouilles s'est opérée dans la boîte transparente, tandis que dans l'autre, deux seulement sur douze subirent cette transformation, c'est-à-dire, subirent le développement auquel les appelait leur nature. Quoi de plus décisif que cette expérience ? retenez-la bien. Donnez à vos enfants le plus de bains de soleil et d'air que vous pourrez, si vous ne voulez pas qu'ils restent, pour ainsi dire, à l'état de têtards, c'est-à-dire qu'ils restent pâles, bouffis, mous, sans énergie, et par là exposés à toutes les infirmités, qui les tuent sur le seuil de la vie.

Un médecin distingué de la Normandie, M. Foville, a fait, à propos de la coiffure trop serrée des enfants de cette province, une remarque que je ne puis omettre ici. Il accuse cette coiffure, dans quelques cas au moins, de comprimer trop fortement la tête et d'empêcher ainsi le développement du cerveau. Il résulte une conséquence très-grave, suivant ce médecin, de cette habitude mauvaise, c'est que cette compression prédispose à la folie. Médecin de l'asile départemental de la Seine-Inférieure pendant plusieurs années, il a pu se livrer à cet égard à des recherches qui donnent à son observation une grande autorité ; il faut donc en tenir compte et régler là-dessus sa conduite. Quelle maladie plus déplorable que la folie, et qu'il serait triste de penser, qu'une manière absurde de coiffer les enfants a pu amener un pareil malheur !

Maintenant, l'enfant a heureusement traversé la période toujours orageuse de la première enfance, il a grandi et bientôt il deviendra un appui, un aide pour la famille. Les soins, que réclame sa santé désormais, sont les soins qui conviennent à tous, dont nous avons déjà parlé, ou dont nous parlerons encore. Mais il est un soin, relativement à la santé des enfants, qui par son importance domine tous les autres, c'est celui qui consiste à être économe de leurs forces naissantes, à leur interdire tout travail qui, par les conditions au milieu desquelles il s'exerce, ou par sa nature, ou sa continuité, devient un obstacle au développement régulier de l'organisation. L'enfant a grandi, il montre dans ses jeux une force, une adresse, une activité, que les parents sont de bonne heure tentés d'employer au profit de la famille. Que ce soit là une erreur de l'esprit ou une erreur du cœur, je ne le rechercherai pas; mais d'où qu'elle vienne, cette erreur doit être redressée. Cette activité, que l'enfant déploie dans ses jeux, n'est point une activité stérile; elle a un but important dans l'admirable économie du corps humain, c'est d'en favoriser le développement. Dieu a attaché une sorte de volupté, volupté bien courte, hélas ! à ces mouvements perpétuels de l'enfance: c'est qu'ils constituent une sorte de gymnastique naturelle, absolument nécessaire au déploiement des organes. Il en est ainsi de toutes les grandes fonctions de la vie; Dieu en a assuré l'accomplissement par l'attrait du plaisir. Résister à cet instinct, en forçant l'enfant à un travail prématuré, c'est le soumettre aux tortures d'un autre maillot; c'est le soustraire aux grands excitants de la vie, dont il a faim, à l'air, à la chaleur, à la lumière du soleil; c'est apporter un obstacle presque invincible à son accroissement régulier. Je ne sais rien surtout de plus funeste à l'enfance, que le travail continu dans les ateliers de nos grandes manufactures. Là, ni air pur, ni soleil, ni mouvements; et ce régime, si opposé à tous les instincts de l'organisation de ce pauvre petit être, c'est le régime, c'est la vie de tous les jours. Savez-vous comment il faut appeler cela, seulement au point de vue de la science? les travaux forcés, la traite des enfants; traite bien plus odieuse encore que celle des nègres, car ici les trafiquants, les usuriers de la vie, comme je l'ai dit ailleurs, ce sont les pères des victimes eux-mêmes. Qu'on ne vienne pas me parler de la misère, pour justifier un tel abus ; quand il s'agit, comme je le suppose ici, d'enfants de cinq, six ou sept ans, et que ces enfants sont enchaînés à la glèbe du travail pendant la plus grande partie du jour, rien ne peut justifier un tel excès, cela est aussi odieux que le parricide, car c'est un parricide lent.

Mes paroles ont peut-être été un peu vives sur ce point, je ne les retirerai pas cependant ; c'est, d'un côté, à des pères que je m'adresse ; de l'autre, c'est l'intérêt le plus sacré que je défends, double motif pour être absous.

L'abus déplorable, que je viens de signaler, est devenu tellement révoltant, qu'une loi est intervenue pour protéger les enfants contre cette exploitation impie. Cette loi limite l'âge au-dessous duquel nul enfant ne doit être attaché à la glèbe de l'atelier, et fixe la durée du travail. Que chaque chef de famille se conforme au moins à cette loi. Si, par une sorte de pudeur, le législateur n'a pas voulu que la peine attachée à ses infractions atteignît le père lui-même, mais seulement le patron complice de cet abus, que le père de famille n'oublie pas que la loi morale est plus sévère que la loi humaine, et que c'est lui qu'elle déclare responsable devant Dieu du sort malheureux que son égoïsme prépare à ses enfants, par le travail prématuré auquel il les condamne.

Nous avons déjà vu qu'à la campagne le jeune enfant est placé beaucoup plus heureusement, que dans les villes manufacturières, pour l'apprentissage de la vie, si nous pouvons ainsi dire. Il en est encore de même quand il a grandi; là, il a du soleil, de l'air, cet autre pain nécessaire à la santé, à discrétion. Mais il y joint encore un avantage non moins grand, c'est de n'être pas condamné à un travail qui l'immobilise à l'ombre et dans un air chargé de poussière, ou d'émanations qui en altèrent plus ou moins profondément la pureté. Ce n'est pas que là aussi, on ne demande souvent aux enfants plus de travail qu'on n'en dût exiger; mais, en général, ce travail se fait en plein air, et ne les condamne pas à cette immobilité qui répugne tant à leur pétulance naturelle; et les conditions favorables, au milieu desquelles il s'exécute, ôtent au travail prématuré la plus grande partie de ses inconvénients. Plus tard, quand ils ont grandi encore, les mêmes conditions les protégent contre les dangers, auxquels les exposent des travaux quelquefois excessifs. Depuis sa naissance jusqu'à l'âge où il devient homme, le fils de l'ouvrier de la campagne est incomparablement plus robuste que le fils de l'ouvrier de la ville. L'un jouit de la vie dans toute sa plénitude; l'autre, pâle, efféminé, traîne souvent une existence malheureuse au milieu des maladies ou des infirmités; sa vie n'est pour ainsi dire qu'une sorte de convalescence, parce que son enfance n'a été qu'une sorte de maladie.

Une chose encore fort importante, et qui se rattache

à l'hygiène de l'enfance, c'est le choix d'un métier : j'en dirai aussi un mot. « Ce choix, dit Pascal, est ce qui importe le plus à la vie. » Que les pères se pénètrent bien de cette pensée. Quand on est parvenu par son travail, sa bonne conduite, à s'assurer quelque aisance, on trouve trop étroite ou trop basse pour son fils la carrière dans laquelle on a soi-même vécu. Il y a du vrai et du faux dans ce jugement; ce qu'il y a de vrai, c'est le sentiment où il prend sa source, et qu'on n'a pas le droit de louer, tant il est naturel au cœur de l'homme ; ce qu'il y a de faux, c'est qu'il fait le malheur, et du père qu'il ruine, et du fils que souvent il pousse aveuglément dans une carrière pour laquelle il n'a pas de vocation. « Combien y a-t-il de gens, dit Nicole, qui n'ayant que des bras et point de tête, choisissent un emploi qui aurait besoin de tête et non de bras; combien y en a-t-il qui s'engagent dans des fonctions qui sont au-dessus de leurs forces, de leurs lumières, de leur vertu. » Ce sont surtout les hommes qui sont nés et ont toujours vécu à la campagne, qui tombent dans cette erreur. C'est que les grandes cités n'apparaissent à leur imagination naïve, que comme le séjour enchanté des plaisirs, des belles manières, du travail facile. S'ils savaient combien de soucis, combien de douleurs, combien de misères, combien de désespoir se cachent sous ces apparences trompeuses, ah ! qu'ils s'estimeraient bien plus heureux, et que la vie simple qu'ils ont eux-mêmes menée, au milieu des champs, leur semblerait bien plus devoir faire le bonheur de leur fils, que les rêves dont se berce, dans leur inexpérience, leur ambition paternelle.

Deux voies principales s'ouvrent devant l'homme qui entre dans la vie active, et qui lui promettent surtout santé et bonheur, ce sont l'agriculture et la marine. La France est admirablement placée sous ce double rapport : les deux mers qui battent ses côtes, son sol étendu, et qui n'attend que le travail intelligent pour doubler ses produits, marquent par eux-mêmes le but principal de l'activité humaine parmi nous. Et non-seulement le corps se fortifie, non-seulement la santé prospère au milieu des conditions heureuses que réalisent, pour ceux qui les suivent, ces deux nobles carrières; mais si l'agriculteur et le marin, grâce à une éducation forte et religieuse, portaient dans leur cœur les nobles sentiments que celle-ci y développe naturellement, combien s'agrandirait pour eux la vie morale ! Tous les jours en face des plus grandes scènes de la nature, témoins tous les jours de ces grands phénomènes, où la pensée de Dieu se révèle par un ordre qui ne se dément jamais, comment ne seraient-ils pas religieux, et religieux, comment ne seraient-ils pas heureux !

Ce qui d'ailleurs doit encore engager les pères de famille à diriger vers l'agriculture et la marine leurs enfants, c'est qu'avec l'immense développement de l'industrie et l'accroissement des populations, le temps approche où il faudra, sous peine de déchéance, que la France tire de son sol tout ce qu'il peut produire, et donne à son commerce toute l'extension dont il est susceptible. Que nos bons ouvriers se placent à ce point de vue, et ils feront de leurs enfants des agriculteurs et des marins, ne fût-ce que par patriotisme (Voy. note *B*).

Est-ce à dire cependant que l'homme, né dans une position humble, ne puisse en sortir, et que, quelles que soient ses facultés, il faut qu'il meure là où il est né, là où il a vécu? Dieu me garde de reculer aussi loin dans un passé, qui ne peut pas plus être la loi du présent, qu'il ne sera celle de l'avenir. Ce que je veux établir seulement ici, c'est que les parents ne doivent pas se faire illusion sur les aptitudes de leurs enfants, ni leur souffler une vocation qu'ils n'ont pas. C'est s'abuser soi-même et préparer, par une vanité ridicule, le malheur de ceux-là même, dont on désire le plus le bonheur. Cette prudence que je recommande dans le choix d'un état, ne croyez pas qu'elle empêche de se produire l'homme que Dieu a marqué au front du sceau du génie; cet homme saura trouver sa voie, et ne mourra ni inconnu, ni incompris.

La morale de tout ceci, c'est qu'en général, dans la classe ouvrière, les enfants doivent exercer le même métier que leurs pères, dont ils deviendront ainsi naturellement les apprentis. Il y a en cela un très-grand avantage, c'est que dans les professions, qui exigent surtout l'habileté de la main, la pratique en révèle tous les secrets. Or, qui mieux qu'un père les enseignera à son fils ? Si, d'un autre côté, des dangers sont attachés à cette profession, qui mieux que lui encore lui apprendra à les éviter ?

Enfin, il est une foule d'esprits mobiles qui, aujourd'hui, veulent faire une chose, demain une autre ; il faut combattre énergiquement cette versatilité de l'esprit, qui signifie bien plus l'aptitude à rien, que l'aptitude à tout. Le plus court chemin pour arriver d'un point à un autre, c'est la ligne droite : qui ne voit pas cela est un esprit fêlé. Les hommes flottants se fixent enfin : oui, il le faut bien, les nécessités de la vie le commandent ; mais quand cette fixité arrive trop tard, c'est de l'impuissance, c'est la fixité d'une girouette rouillée.

CHAPITRE V.

De l'hygiène dans les maladies.—La médecine sans médecin.

On a fait un livre sous ce dernier titre, et sous des titres analogues, plusieurs ont traité le même sujet. Tout cela est charlatanisme ou sottise : je n'en excepte pas le traitement par le camphre, qui coûte peu, et vaut encore moins. Savez-vous ce que c'est qu'un médecin, digne de ce nom ? c'est un homme qui, après quinze ou vingt ans d'études préparatoires ou spéciales, consacre encore à la méditation de la science, pendant le reste de sa vie, le temps qu'il ne donne pas à la visite des malades. Eh bien ! malgré ce long et rude apprentissage, il se présente encore de loin en loin, dans la pratique, des cas où il reste incertain sur la nature de la maladie, et sur le traitement le meilleur à lui opposer. Comment voulez-vous, dès lors, qu'une telle science se puisse populariser, que ses enseignements, qui sont ceux de l'expérience laborieuse de tous les siècles, puissent être mis à la portée de tous ? Non, cela est impossible : qui le prétend, ment ; je vous l'affirme, sans craindre la réponse faite à M. Josse, car je suis peu orfévre.

Ne nous arrêtons pas davantage sur ce point : ces quelques mots suffiront, je pense, pour préserver les hommes de bon sens, auxquels je m'adresse, des piéges trop souvent tendus à la crédulité. Sirops, élixirs, pâtes, pilules de toutes couleurs et de toutes formes, changement de mouches, mais hameçon toujours le même.

Maintenant, si cette science d'élixirs et de sirops est une science de carpes et d'escarpes, et s'il est vrai que la science, qui ne ment pas, ne puisse être mise à la portée de tous, ne peut-on pas, au moins, détacher de celle-ci quelques notions simples qui suffisent, dans certains cas, à l'homme intelligent, et le dirigent sûrement ? Ceci est une autre question : oui, cela est possible, et c'est ce que je vais essayer de faire brièvement.

Parlons d'abord des épidémies. Tout le monde sait

ce que c'est qu'une maladie épidémique : c'est une maladie qui frappe à la fois un grand nombre d'individus, tels sont le choléra, la grippe, quelquefois la fièvre typhoïde, etc. Je ne vous dirai pas comment on guérit ces maladies; les médecins seuls peuvent faire à cet égard ce qui est possible. Je vous dirai seulement par quelles précautions on les évite quelquefois. Le premier moyen, pour arriver à cette fin, c'est la tempérance. Les excès, de quelque genre qu'ils soient, sont funestes à tous en temps d'épidémie ; mais ils ont des effets bien plus terribles encore dans les classes inférieures de la société, que dans les classes élevées. La raison de cette différence, vous la comprendrez de suite, c'est que, s'il s'agit d'excès de boissons par exemple, les seules qui soient à la portée de l'ouvrier sont presque toujours de mauvaise qualité, et par là d'autant plus ennemies de la vie. Rappelez-vous maintenant l'influence fatale que l'ivrognerie exerce sur toute l'organisation ; comment voulez-vous que celle-ci, si forte qu'elle soit, résiste à la maladie, qui agit presque sur tous à des degrés différents, dans un état de si violente perturbation. J'ai vu, et tous les médecins ont vu comme moi, des exemples terribles des effets de l'intempérance dans le cours des épidémies, dans le choléra surtout; qu'on me permette d'en citer un seul. Un homme, qui avait l'habitude de demander au vin des distractions pour les soucis de la vie, voit tomber autour de lui de nombreuses victimes du choléra. Pour lui, grâce à son hygiène particulière, il défie la maladie. Un jour cependant, il en éprouve les premières atteintes ; ses digestions sont troublées : — Vous allez voir, dit-il à ses amis, comment on échappe au danger qui vous fait trembler tous : une demi-douzaine d'œufs, une bouteille de vin et une tasse de café y suffisent. Tel fut, en effet, son déjeuner : mais le soir, il était mort. Des milliers de faits de ce genre ont été observés par les médecins ; mais on leur oppose des faits contraires, on leur cite l'exemple d'ivrognes, qui comptent le nombre de jours qu'ils ont vécu, par le nombre des excès qu'ils ont commis, et qui ont traversé impunément les épidémies les plus meurtrières. Eh, mon Dieu ! les médecins n'ignorent pas plus que vous ces faits ; seulement ils n'y voient qu'une exception à la règle, que des faits presque constants établissent. Vous-mêmes, pourquoi ces faits vous frappent-ils ? tout simplement parce qu'ils vous étonnent, et sont une dérogation à ce que vous voyez, sans vous donner la peine de regarder. Dupuytren nous citait, un jour, l'histoire d'un maçon qui tomba du quatrième étage, sans autres blessures que de simples contusions. L'ivrogne, qui échappe à une épidémie, en continuant ses excès, c'est un homme qui tombe du quatrième étage sans se tuer. Allez donc compter sur cette chance.

Si vous voulez échapper à une épidémie, l'argent, le temps, qui est de l'argent sous une autre forme, que vous donneriez à des excès, employez-les à vous procurer une nourriture plus saine, et à faire régner l'ordre et la propreté dans vos vêtements et dans vos maisons. Et si, malgré ces soins, la maladie vous frappe, soyez calmes et fermes; cette disposition de l'âme assure merveilleusement l'efficacité des remèdes.

J'ai parlé plus haut de la fièvre typhoïde qui peut exister, mais qui n'existe pas toujours à l'état de maladie épidémique : je ferai sur cette affection quelques remarques. La fièvre typhoïde est devenue, depuis quelques années, la terreur des campagnes. Cette terreur est fondée et ne l'est pas. La gravité de la fièvre typhoïde varie suivant diverses conditions probablement, mais certainement suivant le tempérament, si je puis ainsi dire, de l'année où on l'observe. Il y a des temps, où le plus grand nombre des fièvres typhoïdes se terminent par la mort, et d'autres, où c'est le retour à la santé qui en est la règle, et la mort l'exception. S'effrayer de la fièvre typhoïde est donc souvent une vaine épouvante.

Maintenant la fièvre typhoïde, grave ou légère, est-elle contagieuse? c'est-à-dire est-elle susceptible de passer d'un individu qui l'a à un individu qui ne l'a pas? La terreur, que la fièvre typhoïde inspire aux populations, ne pouvait manquer de faire naître l'idée de la contagion; or, cette contagion est-elle réelle? Parmi les médecins, de bons esprits y croient; d'autres, non moins bons observateurs, la nient. Du reste, c'est là une question de science difficile, que ce n'est pas ici le lieu de traiter. Mais au point de vue de l'hygiène populaire, il y a, par rapport à cette question, quelques règles à poser.

Ce qu'il faut d'abord savoir sur ce point, c'est que, premièrement, la fièvre typhoïde est une maladie particulière à la jeunesse, et qu'au delà de quarante-cinq ans elle ne s'observe presque jamais ; secondement, la fièvre typhoïde ne frappe jamais qu'une fois un individu, et qui l'a eue ne l'aura certainement plus. Ces deux faits sont très-importants à connaître. Dans l'hypothèse même de la contagion, ils assurent des soins aux malheureux atteints de la maladie. Mais à supposer même que la maladie ne soit pas contagieuse, lorsqu'elle frappe un grand nombre d'individus à la fois, c'est encore à ceux qui sont à l'abri de la maladie de prodiguer leurs soins aux malheureux qui en sont atteints. Quant aux autres, qu'ils ne s'imaginent pas qu'il leur suffit d'approcher les malades pour absorber le poison, c'est une erreur. Mais qu'elle soit contagieuse ou non, par cela seul qu'ils sont jeunes ou qu'ils n'ont pas eu la fièvre typhoïde antérieurement, ils y sont exposés. Ils doivent, par conséquent, ne pas séjourner des nuits ou des jours entiers auprès des malades. Si le devoir les appelle au chevet de leur lit, qu'ils s'y fassent remplacer souvent, et qu'ils aillent souvent respirer l'air pur du dehors ; qu'ils se nourrissent bien, et chassent de leur esprit toute vaine terreur. Ainsi se concilieront les soins que conseille la prudence, et le dévouement que commande la charité.

La tempérance et la propreté, si utiles pour mettre à l'abri des épidémies et s'en sauver quand on en est atteint, ne sont pas moins utiles dans les maladies ordinaires qui n'ont pas le caractère épidémique. Je ne dirai rien ici de la tempérance; la nature y incline d'elle-même, puisque tous les besoins se taisent, et que les malades répugnent instinctivement à l'usage des choses ordinaires, nécessaires à la vie. Pour s'y faire moins sentir, la nécessité de la propreté n'y importe pas moins. Qu'on s'applique donc à la faire régner autour des malades. On ne sait pas jusqu'où va quelquefois la négligence des soins de la peau. J'ai vu celle-ci couverte d'une espèce de manteau de crasse; ce n'est point là, je vous assure, un gilet de santé; débarbouiller ces malheureux, c'est, dans quelques cas, les guérir. De quelque maladie qu'il s'agisse, que les malades soient toujours entourés de linge blanc, qu'on écarte d'eux tout ce qui peut corrompre la pureté de l'air, que cet air soit souvent renouvelé. Le malade ne vit presque que d'air, que nous avons appelé le pain de la respiration : comment voulez-vous qu'il vive, si ce pain est gâté, corrompu ? Voulez-vous que je vous cite un fait, qui montre de la manière la plus évidente l'utilité du conseil, que je vous donne en ce moment? Un enfant avait des convulsions : on avait vainement tenté les moyens employés ordinairement pour les combattre. Un second médecin est appelé, plus intelligent que le premier, il remarque que l'air de la chambre, où est couché le petit malade, est chaud, renfermé, épuisé par la respiration de plusieurs personnes. Il fait ouvrir la fenêtre, c'est toute sa prescription : à l'instant même, les convulsions cessent. Ce fait n'a pas besoin de commentaires ; aussi bien m'abstiendrai-je de toute réflexion, pour passer de suite à quelques autres remarques.

Il est une maladie grave, fréquente entre toutes, dans les classes ouvrières, c'est la fluxion de poitrine. Souvent elle est prise pour un simple rhume, pour un simple catarrhe, au moins à son début ; c'est là une erreur grave, et qui peut entraîner la mort. Sans prétendre à faire de vous des médecins, je voudrais bien vous faire éviter cette erreur. Cela me paraît possible ; écoutez-moi. A l'inverse d'une foule d'affections, qui ne peuvent être saisies que par l'œil exercé du médecin, la fluxion de poitrine se caractérise par un seul symptôme, quand il existe, et il existe presque toujours, ce symptôme capital : ce sont les crachats. Un individu tousse, etc. ; jusque-là ses crachats ont été gris, blancs ou nuls ; mais tout à coup ils deviennent jaunes, ou couleur de rouille, ils sont collants au vase qui les reçoit : concluez hardiment à ce seul signe qu'il y a là plus qu'un rhume, une véritable inflammation du poumon, et hâtez-vous d'appeler le médecin, si vous ne l'avez déjà fait. Notez bien que je ne dis pas, qu'il ne puisse y avoir de fluxion de poitrine sans ce symptôme, mais je dis que ce symptôme n'existe pas sans fluxion de poitrine, ce qui est bien différent, et suffit pour rendre infaillible votre jugement, quand vous le porterez. La conséquence de cette distinction, c'est que vous n'attendrez pas que ce symptôme se présente pour appeler le médecin ; mais si, trompés par la bénignité apparente de la maladie, vous ne l'aviez pas appelé, et que tout à coup ce symptôme vînt à se produire, hâtez-vous de le faire, il en est temps.

Puisque je suis en train d'indiscrétions médicales, j'en ferai encore une. Vous avez certainement remarqué des jeunes filles qui, sans être malades, sans tousser surtout, sont devenues assez rapidement pâles, mais d'une pâleur de cire ; qui, de plus, ont des battements de cœur, sont essoufflées à la moindre course. Eh bien! cette maladie, qui ne ressemble à aucune autre, qui donne aux jeunes filles qu'elle frappe une physionomie si particulière, c'est la chlorose, ou, pour parler un français compréhensible à tous, c'est la faim de fer. Oui, ces jeunes filles ont faim de fer ; faites-leur prendre tous les jours, avant les deux principaux repas, cinq ou six grains de limaille de fer réduite en poudre très-fine; en même temps nourrissez-les bien, et faites-leur prendre de l'exercice en plein air, et vous verrez combien vite les roses de leur teint refleuriront. Si, par ce simple moyen, ce changement ne s'opérait pas, consultez un médecin, qui en saisirait la cause et la ferait disparaître.

Il n'y a pas de lien scientifique entre toutes ces choses; ce lien est impossible entre ces notions fragmentaires d'une science aussi étendue que la médecine. Le seul lien possible, c'est l'utilité. Celui-là, vous le trouverez encore, j'espère, dans ce qui me reste à vous dire.

La vaccine a, depuis longtemps, grâce aux efforts persévérants d'hommes instruits et dévoués, gagné sa cause auprès des classes laborieuses. Nos populations, avec le bon sens qui les distingue, ont compris peu à peu l'importance de cette découverte immortelle. Dans ces derniers temps, quelques hommes aventureux sont venus nier les avantages de cette méthode de préservation. Je ne sais si cette prétention absurde est arrivée jusqu'à ceux avec lesquels je m'entretiens dans ce petit écrit; dans tous les cas, qu'ils sachent que la vaccine est sortie victorieuse de cette attaque insensée. Si la petite vérole ne rencontrait sur sa route la vaccine pour borner ses ravages, elle redeviendrait de nos jours, comme il y a cinquante ans, le fléau des populations. Sans doute ceux que la vaccine sauve de la petite vérole peuvent avoir un jour la fièvre typhoïde; mais, s'ils ont cette dernière maladie, c'est qu'ils vivent : morts, ils y eussent échappé, c'est évident : mais ce n'est pas une raison décisive pour regretter de s'être fait vacciner.

Un malheur, plus grand encore que la petite vérole,

et contre lequel il n'y a pas de vaccine, c'est de se voir tout à coup au milieu de ses vêtements en flammes. A propos d'un malheur de ce genre, arrivé, quelque temps auparavant, au milieu d'une famille danslaquelle je me trouvais, j'émis l'idée que, dans l'éducation première des enfants, des jeunes filles surtout, on devrait toujours poser cette question : Que feriez-vous si le feu prenait à vos vêtements ? Cette question, je viens vous la poser à vous aussi : Que feriez-vous si le feu prenait tout à coup à vos vêtements, ou si vous étiez témoins d'un pareil accident ? Vous perdriez la tête, n'est-ce pas ? Eh bien ! il ne faut pas perdre la tête; voilà plutôt ce qu'il faut faire. S'il y a un lit tout près de la malheureuse (il s'agit presque toujours d'une femme ; la légèreté des vêtements explique ce triste privilége); si, dis-je, il y a un lit tout près d'elle, il faut le découvrir, l'y étendre et l'envelopper hermétiquement dans les couvertures ; la face seule doit rester au dehors, pour ne point empêcher la respiration. Plus la couverture touchera immédiatement toute la surface du corps, et plus il y aura de chance d'arrêter l'incendie. Plus d'air, plus de feu. Si une baignoire pleine d'eau se trouvait sous la main, il faudrait y plonger la malheureuse en feu. En l'absence de ces moyens, il faut arracher les rideaux, prendre tout ce qui peut servir de moyen d'enveloppement, se dévêtir soi-même, et enrouler la victime dans ce vêtement d'expédient. Cela fini, tout n'est pas fini ; gardez-vous d'arracher violemment les débris de vêtements que le feu a épargnés, les bas, par exemple, car, en agissant ainsi, vous enlèveriez infailliblement l'épiderme, qui est le meilleur topique qu'on puisse appliquer sur les tissus brûlés. Tout ce qui tient, en fait de vêtements, doit être coupé et détaché doucement des surfaces que le feu n'a pas complétement respectées. Je n'en dirai pas davantage sur ce grave accident, le reste dépasserait les limites dans lesquelles je dois me renfermer ici.

Trouvez-vous sur votre chemin un pendu ou un homme qui, par une cause ou une autre, a perdu sa connaissance ? n'attendez pas, pour essayer de le sauver, que la justice soit intervenue. La justice ne ressemble pas à ce maître d'école de la fable, qui, voyant un de ses écoliers près de se noyer, lui fait un sermon en trois points, pour lui montrer l'imprudence qu'il y a à s'approcher de l'eau, avant de l'en tirer; elle a plus de bon sens que cela. Pour le pendu, commencez par couper la corde; ne craignez rien, il ne vous mordra pas. Quant à l'autre, mettez-le à l'abri de l'injure du temps, et puis appelez un médecin, qui appliquera à ce malheureux les moyens que l'art indique, s'il en est temps encore.

Rencontrez-vous un homme ivre, soyez ses pieds, ses yeux, son intelligence, car il a perdu tout cela ; ne l'abandonnez pas, car il peut se tuer ou tuer; n'en riez pas surtout, car si la vie n'est pas la plus ridicule de toutes les plaisanteries, rien n'est plus triste qu'un tel spectacle.

J'aime beaucoup, ainsi que vous avez pu le remarquer déjà, à placer mes conseils sous la protection de noms dont l'autorité est acceptée de tous; je veux que le conseil, qu'il me reste à vous donner sur ce chapitre, ne manque pas non plus de cet appui. « Une petite négligence, dit Franklin, peut occasionner un grand mal. Faute d'un clou, le fer d'un cheval se perd ; faute d'un fer, on perd le cheval ; et, faute d'un cheval, le cavalier est lui-même perdu, parce que son ennemi l'atteint et le tue. » Appliquez cela à la maladie, et vous comprendrez de suite combien la négligence, dans laquelle vous tombez si souvent sur ce point, peut vous devenir funeste. Vous vous plaignez souvent que les médecins ne vous guérissent pas assez vite ; mais vous, les appelez-vous assez tôt? Un vieux poëte a traduit cette idée en beaux vers. Je vais vous les traduire, moi, en mauvaise prose, mais que vous comprendrez pourtant, je vous en réponds. « Combattez le mal à son début ; le médecin arrive trop tard quand, à force de différer les soins, vous avez laissé le mal grandir, s'aggraver. » Vous le voyez, c'est toujours l'idée de Franklin : faute d'un clou !

Malgré cette prudence, malgré cette attention à combattre le mal, à sa première atteinte, la médecine, hélas ! sera quelquefois impuissante. Mais tâchez au moins que le médecin, que vous honorez de votre confiance, vaille autant que la science qu'il applique. Les médecins ne sont pas faits de la rognure des anges, tant s'en faut : ils sont quelquefois des hommes laborieux, savants, probes, cela doit suffire ; contentez-vous-en. Mais tout cela est nécessaire : intelligence et probité. Aussi, pour vous guider dans votre choix, vous dirai-je, sous forme de maxime, pour que vous ne l'oubliiez point : choisissez un médecin intelligent et honnête ; intelligent pour qu'il ne se trompe pas ; honnête, pour qu'il ne vous trompe pas.

CHAPITRE VI.

Conseils particuliers aux ouvriers des villes.

Les notions simples, que je me suis efforcé de développer, et de faire goûter en même temps dans les pages précédentes, conviennent à tous et doivent devenir la science de tous. Telle est l'importance de cette science, que j'appellerais volontiers la science élémentaire de la vie, qu'elle seule peut assurer véritablement l'efficacité des préceptes particuliers qu'il me reste à exposer. Que servirait, en effet, à un ouvrier, soumis à l'influence délétère des préparations de plomb, par exemple, de lui conseiller de suspendre de temps en temps son travail, d'aérer largement les lieux où celui-ci s'accomplit, de se laver les mains avant de prendre ses repas, si, peu soigneux dans ses vêtements, il laisse accumuler à leur surface le poison qu'il redoute, ou si, craignant avec raison l'influence de ce poison sur son système nerveux, il se surexcite tous les jours par l'abus des boissons alcooliques. Ce n'est pas brûler la chandelle par les deux bouts, c'est vrai ; mais c'est toujours la brûler : simple affaire de temps.

Avant d'aborder les questions qu'il nous reste à traiter, il est donc bien entendu que les préceptes, que j'ai précédemment exposés, doivent être invariablement la règle de tous indistinctement ! Ceci posé, voyons les conseils, que l'hygiène place à côté de ces préceptes généraux, pour diriger plus sûrement encore les ouvriers livrés aux travaux industriels de nos grandes cités.

Nombreuses sont les professions diverses auxquelles ces travaux se rattachent. Les manufactures de laine, de coton, de soie, constituent cependant, dans les diverses provinces de France, l'industrie qui occupe le plus de bras. Disons-le tout de suite, l'extension extrême, que cette industrie a prise dans notre pays, a produit immédiatement un résultat dangereux, c'est le déclassement de la population. Attirées par l'appât d'un salaire plus élevé dans les grands centres manufacturiers, les populations ont abandonné trop facilement le travail des champs, pour se jeter dans les travaux industriels. Il ne m'appartient pas d'envisager cette question au point de vue économique : je n'ai qu'un droit ici, c'est de déplorer ce funeste entraînement, au point de vue de l'hygiène. Qu'on en soit bien convaincu, considérée en masse, jamais la classe ouvrière, livrée à l'industrie manufacturière, ne sera placée dans des conditions aussi favorables au développement régulier de la vie, que les ouvriers livrés aux travaux des champs. Ce que je dis là, je le dis même des temps les plus prospères des fabriques. Mais combien cette infériorité éclatera plus encore, quand l'invention d'une machine, la simple découverte d'un nouveau procédé, viendront forcément réduire la part du travail humain, quand la concurrence étrangère viendra, à son tour, jeter ses produits sur les marchés communs, quand enfin des révolutions, éclatant à l'intérieur ou sur un point quelconque du monde, viendront, pendant un temps plus ou moins long, paralyser l'industrie. Dans ces circonstances malheureuses, la position d'un grand nombre d'ouvriers devient déplorable; la misère, suivant l'expression pleine de force d'un ancien, fond à toutes brides sur eux. Dans ces circonstances fatales, l'hygiène est forcée d'abdiquer; ses conseils sembleraient une amère ironie. Comment prêcher la tempérance et la propreté à qui n'a ni vêtements ni pain. Heureux l'ouvrier qui, après ces crises terribles, peut répondre, comme un fameux révolutionnaire, après la révolution : *J'ai vécu!* Ne lui en demandez pas davantage.

Toutefois, aux ouvriers, hommes de sens, qui ont passé par les portes de fer de l'industrie, je dirai : Vous voyez par vous-mêmes, que tout ce qui reluit au soleil n'est pas or, et que jamais rêve plus doux n'a été suivi d'un plus terrible réveil. C'était un appât trompeur, que ce salaire élevé que vous promettaient les manufactures pour vous attirer à elles. Cette vie-là n'a rien de sûr, quand tant de gens s'y précipitent; ce n'est pas une vie d'homme, qu'une vie sans lendemain, c'est la vie d'un mouton. Renoncez-y, si cela vous est possible; renoncez-y vaillamment, et lancez votre petite barque sur une mer moins orageuse. Peut-être vous êtes-vous livrés autrefois aux travaux des champs; peut-être avez-vous appris, dans votre première jeunesse, quelqu'un de ces métiers qui ne chôment jamais, et assurent à l'homme laborieux le pain de chaque jour; retournez-y; la souffrance est un rude apprentissage, et qui aide à résoudre les questions de l'avenir; la misère est quelquefois le noviciat de la fortune.

Ne craignez pas qu'en vous donnant ce conseil, je tombe dans l'utopie de ces rêveurs, qui prêchaient la destruction des villes; le danger n'est point là. Les grandes villes, par le prestige de leurs vains plaisirs, attireront toujours plus d'hommes qu'elles ne pourront faire d'heureux. Mais je me hâte de sortir d'une question que je ne puis qu'effleurer, pour rentrer dans la voie de l'hygiène proprement dite, où l'on court moins risque de s'égarer.

Les nombreux ouvriers qu'emploie l'industrie cotonnière, se divisent en deux grandes classes distinctes: les uns travaillent dans les grandes manufactures à métiers réunis, les autres travaillent dans des ateliers distincts et séparés; les premiers vivent de la vie des grandes cités; les seconds, disséminés dans les campagnes, fixés au foyer domestique, vivent de la vie de famille. Bien que leur salaire soit moins élevé, les hommes qui vivent à la campagne sont, en général, et mieux portants, et plus heureux que les ouvriers citadins. La raison en est bien simple, c'est que si les fileurs, les tisserands des campagnes sont soumis, ainsi que les ouvriers de fabriques à métiers réunis, à l'influence de l'immobilité trop prolongée, à la respiration d'un air trop humide, ou chargé de poussières, etc., ils ont, sur leurs compétiteurs, un grand avantage, c'est celui d'une alimentation plus saine, moins chère, d'un air plus pur, et d'une vie plus morale et plus régulière. Aussi n'hésité-je pas à recommander aux pères de famille, qui destinent leurs enfants à la vie industrielle, de toujours préférer pour eux le travail à la campagne, à celui des grandes manufactures, surtout si leur constitution n'est pas très-forte. Faibles, le travail, loin du foyer de la famille, et dans le tourbillon des grandes fabriques, les tuerait presque infailliblement.

Les tisserands, qui travaillent dans des rez-de-chaussée, et même dans des caves, sont exposés à l'humidité, qui agit d'autant plus énergiquement sur eux, qu'ils se donnent moins de mouvements. Il est difficile de les mettre complétement à l'abri de cette influence;

car cette humidité est nécessaire, pour prévenir la dessiccation de la gomme dont sont enduits les fils qu'ils travaillent. Il n'est qu'un moyen d'atténuer ce qu'a de fâcheux cette influence, c'est de se bien vêtir, de porter même de la laine sur la peau, si on le peut.

Le travail d'une grande fabrique qui met en œuvre le coton, se fractionne à l'infini, et se partage en une foule d'ouvriers, qui se distinguent d'après la spécialité de leurs occupations. Ainsi il y a les fileurs, les pareurs, les cardeurs, etc. Tous sont soumis, tantôt aux mêmes influences, tantôt à des influences diverses. Les conditions qui dominent dans ces influences, ou communes, ou particulières, c'est l'immobilité, la respiration d'un air altéré dans sa pureté, par la vapeur d'eau qui s'y mêle, par la présence de poussières plus ou moins abondantes, ou par sa trop haute température. La part personnelle de l'ouvrier, pour combattre ces influences, dans ce qu'elles peuvent avoir de nuisible à la santé, est fort restreinte, au moins pendant le temps du travail. C'est aux propriétaires des manufactures à les établir dans les conditions les plus favorables à la santé, à les munir de ventilateurs le plus judicieusement placés, et à y entretenir la propreté la plus grande. Maintenant, que l'ouvrier se garde de tout excès, même de l'excès du travail; qu'il emploie à se bien nourrir l'argent, que d'autres dépensent en débauches crapuleuses; qu'il évite, s'il travaille sous l'influence d'une haute température, de passer brusquement de cette température à l'air froid, et s'il est obligé de le faire, qu'il neutralise cette influence par un exercice actif, et il aura fait tout ce que la prudence commande, dans sa position spéciale.

Alors que le battage, l'épluchage du coton se faisaient à la baguette, avec la main, les ouvriers étaient constamment plongés dans une atmosphère remplie d'un duvet floconneux, qui les couvrait des pieds à la tête, comme d'une poussière neigeuse ; mais c'était là le moindre inconvénient de cet état de choses. Ce qui était bien autrement dangereux, c'était la respiration de ces corpuscules irritants, qui arrivaient dans les poumons, s'y nichaient dans les canaux aériens, et devenaient souvent la source d'une maladie grave, dénommée, d'après sa cause, la pneumonie ou la phthisie cotonneuse. Grâce aux progrès de l'industrie, des machines ont été inventées, qui se chargent d'une partie de cette besogne dangereuse, et affranchissent d'autant les ouvriers d'une influence pernicieuse. Toutefois, cette amélioration a des limites. Ces machines n'existent pas partout, et là même où elles existent, elles ne peuvent suppléer la main intelligente de l'homme pour le filage en fin. Là où il en est ainsi, que les ouvriers s'efforcent de se préserver de cette cause puissante d'altération de la santé, en alternant entre eux pour ce genre de travail ; qu'ils n'hésitent pas à se munir de ces masques à mailles fines qu'ils connaissent, et qui empêchent en partie la respiration du duvet dangereux. On a objecté à ce moyen préservatif, que les mailles du masque ne tardent pas à se boucher, par le dépôt des matières floconneuses à leur surface ; il y a du vrai dans cette objection ; mais ce masque n'embrasse pas si exactement la face, que l'air ne puisse pénétrer par ses interstices, et en quantité suffisante pour les besoins de la respiration. Cet air entraîne aussi des flocons, c'est vrai, mais certainement beaucoup moins que cela n'arriverait sans cette précaution.

Ces remarques, avec les conseils qu'elles nous ont inspirés, s'appliquent également, bien qu'à des degrés divers, à une foule d'autres professions, qui placent plus ou moins longtemps ceux qui les exercent au milieu de poussières animales ou végétales de toutes sortes; tels sont les chapeliers, les couverturiers, les brossiers, plumassiers, matelassiers, etc.

Dans les fabriques de draps et autres tissus de laine, si multipliées, et à juste titre si renommées en France, une foule d'ouvriers sont soumis à l'influence des mêmes causes insalubres. Là aussi fonctionnent des machines, qui affranchissent, en partie, les ouvriers des dangers qu'entraîne la respiration d'un air chargé de poussières floconneuses. D'un autre côté, dans le peignage de la laine à la mécanique, la vapeur d'eau remplace le charbon, dont la combustion était une source d'accidents réels. Que les peigneurs, qui ne jouissent pas encore de ce bénéfice, de ce progrès de l'industrie, placent leurs fourneaux dans des foyers à tirage énergique ; la vapeur funeste du charbon, au lieu de se répandre dans leur atelier, sera incessamment emportée au dehors par le courant d'air. « Dans les filatures pour la fabrication des draps, disait il y a quelques jours un médecin, la malpropreté est à l'ordre du jour ; la peau, brunie par les déchets de la laine et les impressions de l'huile, donne aux ouvriers un air de famille avec les types de la race noire. » Moins la légère pointe d'ironie qui y perce, et qui est déplacée, ces paroles sont justes. Le fait qu'elles expriment est un fait déplorable, et qui doit être en partie imputé à une incurie condamnable. En voulez-vous une preuve décisive? comparez les ouvriers d'Elbeuf avec ceux de Louviers, sous ce rapport, et vous verrez une différence qui est toute en faveur de ces derniers. Cependant les travaux sont les mêmes, les mêmes influences pèsent sur les uns et sur les autres. Il n'y a à cette différence qu'une cause, c'est que les ouvriers de Louviers sont en général plus moraux, plus doux, moins turbulents et entendent mieux leurs intérêts. Ces meilleures dispositions morales les conduisent, par une pente naturelle, à plus de soin, à plus de propreté, et leur santé gagne à cette coquetterie de bon goût et de bon sens, autant que leur dignité. Puissent ces quelques paroles éveiller dans l'esprit de ceux avec lesquels je m'entretiens en ce moment, une généreuse émulation ; le prix ne s'en fera pas attendre, qu'ils en soient bien convaincus.

Les ouvriers qui, dans les fabriques, sont, par la

spécialité de leurs travaux, soumis à l'influence de l'humidité, doivent, autant qu'il est en eux, combattre cette influence mauvaise par un régime substantiel. Heureusement, en général, ces travaux spéciaux sont bien rétribués, et permettent à ceux qui s'y livrent de se bien nourrir. Qu'ils le fassent donc, au lieu d'ajouter encore à cette circonstance défavorable par des excès de toutes sortes, qui affaiblissent l'organisme et le livrent sans défense aux causes insalubres, qui tendent par elles-mêmes à y faire naître la maladie.

En dehors de ces grandes catégories d'ouvriers, appartenant à l'armée industrielle de la France, il en est beaucoup d'autres, dont la spécialité de travail appelle également les conseils de l'hygiène.

Il n'y a pas que les ouvriers qui travaillent le coton, la laine ou la soie, qui se trouvent exposés aux dangers de respirer un air chargé de particules pulvérulentes: les meuniers, les boulangers, les pâtissiers, les amidonniers, les ouvriers employés dans les manufactures de tabacs courent, à des degrés divers, les mêmes risques. Dans la plupart de ces états, cependant, il y a une différence radicale, qui est toute à l'avantage de ceux qui les exercent, c'est que la respiration de cet air, chargé de matières pulvérulentes, n'est pas aussi continue que dans certaines spécialités de travaux de nos grandes fabriques. De là une influence moins décisive de la même cause sur cette catégorie d'ouvriers. Toutefois, cette influence reste encore assez puissante pour que les individus, qui ont une poitrine délicate ou qui sont nés de parents phthisiques, s'abstiennent de s'engager dans ces diverses carrières.

Les ouvriers, attachés à la manutention du tabac, sont soumis à une influence spéciale qui doit être notée à part. Les poussières qui s'échappent du tabac, dans la plupart des préparations auxquelles il est soumis, n'agissent pas seulement d'une manière mécanique sur les poumons qui les respirent ; cette poussière contient un principe très-énergique qui, à certaines doses, est le poison le plus violent, c'est la nicotine. Or, il est des individus qui ne peuvent s'habituer à un principe aussi hostile à la vie. Ils le reconnaîtront à ce que les symptômes, maux de tête, diarrhée, que presque tous éprouvent à leur début dans cette carrière, mais qui finissent par disparaître, persistent chez eux. Quand il en est ainsi, il n'y a pas à hésiter, un ouvrier doit renoncer à à ce genre de travail. On a remarqué que chez ceux-là même, qui résistent le mieux à cette influence, les vieilles pipes comme on les appelle, l'organisation subit souvent un changement singulier. « Cette influence, dit M. Mêlier, le médecin qui a le mieux étudié cette question, se manifeste par une altération particulière du teint ; ce n'est point une décoloration simple, une pâleur ordinaire, c'est un aspect gris avec quelque chose de terne (1). » C'est en un mot un cachet spécial auquel un

(1) *Annales d'Hygiène*, Paris, 184, t. XXXIV, p. 268.

œil exercé ne se trompe pas. Maintenant, cet état de la santé ne semble pas incompatible avec une longue vie. Il paraîtrait même que plusieurs ont été mis par là à l'abri de maladies, dont antérieurement ils semblaient avoir été menacés. Dans tous les cas, je le répète, que ceux, pour lesquels l'apprentissage de cette profession serait trop pénible, n'y persistent pas, ou au moins qu'ils se bornent aux manipulations premières qui, par cela seul qu'elles sont la source d'émanations moins actives, s'accommodent mieux à la santé ; que partout, d'ailleurs, les ateliers soient largement aérés et souvent arrosés de vinaigre.

Dans quelques autres professions manuelles, ce ne sont pas des poussières végétales ou animales que les ouvriers sont exposés à respirer, ce sont des poussières minérales ; les hommes exposés à cette influence nouvelle, sont les caillouteurs, les tailleurs de pierres, les plâtriers, etc. Bien qu'on l'ait nié, je ne doute pas, quant à moi, que l'air, arrivant dans les poumons chargé de poussières minérales, ne devienne souvent la cause de maladies, chroniques surtout, de ces organes. Pour parer à cet inconvénient grave, comme on le voit, les ouvriers, livrés à ce genre de travaux, doivent se couvrir la figure du masque protecteur dont j'ai déjà parlé. Ce masque a encore un autre avantage, dans quelques circonstances, c'est de protéger les yeux contre des particules acérées qui, s'implantant dans un organe à texture si délicate, peuvent y causer les plus grands ravages. Pour mon compte, j'ai eu plusieurs fois à combattre des accidents plus ou moins sérieux, qui ne provenaient pas d'autre cause.

Il est un certain nombre de métaux qui, largement employés dans les travaux de l'industrie, exercent, suivant leurs combinaisons, une influence plus ou moins funeste sur les ouvriers qui les emploient. En tête de ces substances, il faut placer le plomb. Ce métal est mis en usage par un grand nombre d'ouvriers; mais il est quelques groupes qui, par l'abondance des émanations plombiques au milieu desquelles ils sont placés, sont beaucoup plus exposés que les autres aux accidents graves que celles-ci déterminent; tels sont par exemple les cérusiers, les ouvriers des fabriques de minium, les peintres en bâtiments, etc. Les premiers effets de l'influence pernicieuse du plomb sur l'économie vivante, se reconnaissent aux signes suivants : les ouvriers, sans être malades, sentent qu'ils s'affaiblissent, leur teint devient pâle, comme terreux ; les gencives, au voisinage des dents, offrent une sorte de teinte ardoisée. Quand ces symptômes se manifestent, c'est que l'économie est saturée de plomb, et que la maladie est près d'éclater. Cette maladie peut ne consister qu'en douleurs intestinales, qu'à cause de leur spécificité on appelle coliques de plomb; ou en des douleurs dans les articulations; ou bien, ce qui est bien plus grave, en des accidents variés du côté du cerveau, convulsions, délire; ou enfin en une paralysie de forme particulière des membres supérieurs. Ce sont là, comme on le voit, des accidents très-graves ; voilà pourquoi je les ai indiqués ; mais ils sont ordinairement précédés de symptômes avant-coureurs que j'ai également rappelés, afin qu'ainsi avertis les ouvriers se tiennent sur leurs gardes.

Maintenant, que faut-il faire pour prévenir ces accidents ? Quand un ouvrier éprouvera les premiers signes de l'empoisonnement, il ne devra pas hésiter à suspendre son travail, et à s'éloigner des ateliers, où il a puisé le germe de la maladie. Prise à temps, cette précaution peut conjurer une affection sérieuse. Pendant ces quelques jours qu'il s'abstiendra, l'organisme, aidé de bain, d'exercice en plein air, qui favorise la transpiration, d'une nourriture saine, et d'un ou deux purgatifs, pourra se débarrasser des molécules vénéneuses qui troublent le jeu régulier de la vie.

Les moyens qui, d'après l'expérience, sont les plus propres à préserver les ouvriers, sont les suivants : large aération des ateliers à la faveur de vasistas, nombreuses fenêtres percées à l'opposé les unes des autres, arrosage du sol avec de l'eau ou de la sciure de bois humide. Là où les ouvriers sont exposés à avaler, à respirer une grande quantité de molécules de plomb, ils doivent s'appliquer sur la bouche et les narines une éponge humide, qui devra être nettoyée plusieurs fois par jour. La propreté est indispensable : les ouvriers doivent prendre souvent des bains, ne jamais prendre leurs repas dans les ateliers, ni sans avoir largement savonné leurs mains et lavé leur bouche. Enfin, un moyen préservatif qu'un homme compétent, M. le docteur Tanquerel, regarde comme efficace, c'est l'usage, une ou deux fois par semaine, d'un purgatif. Le lait, peut-être parce qu'il rend les fonctions de l'intestin plus régulières, semble être aussi favorable à la santé des ouvriers qui manient le plomb.

Frappé des dangers auxquels est exposé ce groupe de travailleurs, on a cherché, depuis longtemps, à substituer au plomb le blanc de zinc. Dans ces derniers temps, cette question a été de nouveau agitée. Quant à l'utilité de cette substitution, au point de vue de l'hygiène, elle n'est pas douteuse. En est-il de même, quant à la beauté, à la solidité du travail? J'avoue mon incompétence à résoudre cette question. Au reste, il est impossible que cette solution se fasse longtemps attendre: et s'il était démontré que le blanc de zinc vaille presque le blanc de céruse, il ne faudrait pas hésiter à sacrifier ce dernier. Que, par un aveugle esprit de routine, les ouvriers surtout ne fassent pas obstacle à une innovation, qui aurait de si heureux résultats pour leur santé.

Les ouvriers qui travaillent le cuivre, et qui respirent et avalent des poussières cuivreuses, sont exposés à des accidents moins graves que les précédents, et dont ils pourraient se mettre à l'abri par quelques précautions, qui sont les mêmes que pour le groupe précédent. Je dirai la même chose à propos du mercure, qui est employé, sous diverses combinaisons, dans un certain nombre d'industries. La suspension du travail à temps, la propreté, les bains fréquents, l'usage de l'éponge, le soin de ne jamais manger dans les ateliers, d'interrompre de temps en temps le travail pour aller respirer l'air du dehors, tels sont les moyens simples, mais décisifs , à l'aide desquels une foule d'ouvriers préviendront des accidents plus ou moins graves.

Il est une classe d'ouvriers exposés, par leur état, à respirer un air non plus chargé de matières inorganiques, mais d'émanations animales, ce sont les bouchers, les charcutiers, les boyaudeurs, les tanneurs, les équarrisseurs, les mégissiers, les bourreliers, les corroyeurs, les vidangeurs, etc. Quoique je place dans la même catégorie tous les ouvriers que je viens de citer, parce que tous respirent un air, qui contient une plus ou moins grande quantité de molécules animales, il s'en faut de beaucoup cependant que tous courent les mêmes risques. C'est que, dans quelques cas, ces émanations sont saines, comme l'animal dont elles s'échappent, et que, dans d'autres, elles sont corrompues à divers degrés. Voici , d'après les leçons spécialement adressées aux ouvriers, que faisait naguère un de nos grands chimistes, M. Payen, les conseils que je donnerais à cette classe intéressante de travailleurs. Il faut transformer ces miasmes, les décomposer. Or, pour arriver à ce but, un moyen simple suffit, c'est de dissoudre dans de l'eau une certaine quantité d'hypochlorite de chaux; les ateliers de travail en seront arrosés de temps en temps, et pour rendre plus sûr ce résultat, on déposera çà et là de grands plats contenant cette solution. Il se dégagera incessamment de cette préparation des gaz qui, réagissant sur les émanations dont il s'agit de se préserver, leur enlèveront leurs qualités délétères.

Quelques-uns des ouvriers qui travaillent les peaux, avant qu'elles aient été soumises à l'industrie du tanneur, sont exposés, par leur maniement, à contracter de graves maladies, ce qui, du reste, est assez rare heureusement. Ces maladies sont le charbon, ou la morve. Qu'à la première atteinte du mal, ils s'empressent de recourir à la médecine. Ce sont là des maladies, qui demandent à être combattues sur-le-champ.

Nous avons vu, dans un chapitre précédent, combien souvent, dans les grandes cités, les logements des ouvriers laissent à désirer. Une des causes les plus puissantes d'insalubrité, dans ce cas, ce sont les émanations de fosses d'aisances mal construites, mal tenues, non assez fréquemment curées. L'hypochlorite de chaux est encore, dans cette circonstance, un moyen simple de parer au danger de ces funestes émanations. Que tous les ouvriers, habitant la même maison, se cotisent pour se procurer ce précieux antidote, et le placent dans les endroits qui appellent le plus impérieusement sa présence. Il est d'ailleurs peu dispendieux ;

comment alors des hommes intelligents négligeraient-ils d'y recourir?

Tout le monde a frémi à la pensée du travail nocturne des pauvres vidangeurs, qui débarrassent nos habitations des excréments les plus immondes. La dissolution dont je parlais plus haut, employée en quantité suffisante, peut mettre nos sens à l'abri de cette odeur nauséabonde, qu'entraîne cette pénible opération. Mais eux, les malheureux! comment les soustraire à cette influence funeste? Je vais laisser parler ici le savant professeur que je citais, il n'y a qu'un instant : « Mais, au lieu de neutraliser ces émanations, lorsqu'elles se sont produites, il est encore plus simple et bien préférable d'empêcher qu'elles ne se produisent. Les poudres charbonneuses qu'on met dans les fosses empêchent la fermentation putride, qui dégage tant de gaz délétères. On peut aussi, avant la vidange d'une fosse, y introduire une dissolution de sulfate de zinc, dans la proportion de trois pour cent à peu près du volume du liquide. L'effet ainsi obtenu est d'arrêter la matière volatile qui produit une odeur si désagréable, et altère en même temps si désagréablement les dorures, l'argenterie, les peintures. Si l'on ajoute à la dissolution de sulfate de zinc deux pour cent de charbon, et enfin un demi pour cent d'une matière huileuse commune, il s'opère alors dans la fosse une clarification. Au bout de quelques jours, on soutire le liquide à l'aide d'une pompe sans dégagement d'hydrogène sulfuré, et on peut faire couler ce liquide sur la voie publique. Comme ces opérations se font la nuit, les ruisseaux et la Seine même sont entièrement débarrassés dès la pointe du jour. » Ces opérations, c'est-à-dire celles que vous pouvez faire vous-même avec très-peu de dépense, vous paraissent-elles trop compliquées? Ah! songez alors aux malheureux, dont il s'agit d'assainir le pénible travail, et tout cela se simplifiera à vos yeux, j'en suis sûr.

La chaleur extrême et l'humidité sont encore deux ennemis, dont ont à se défendre bon nombre d'ouvriers : les verriers, les chauffeurs de machines à vapeur, etc., sont dans le premier cas ; les tanneurs, les teinturiers, les pêcheurs, les blanchisseurs, les bateliers, les marins, les débardeurs, etc., sont dans le second. Les premiers ont surtout à redouter l'influence brusque du froid, l'abaissement rapide de la température. Habitués à l'action d'une chaleur intense, ils sont plus sensibles que d'autres à cette influence, qui peut, par conséquent, devenir pour eux l'occasion de maladies. Ils doivent donc ne pas commettre d'imprudences à cet égard, et quand, dans les temps froids et humides, leur travail est terminé, ils doivent se bien vêtir, sous peine d'accidents plus ou moins graves. Quant aux seconds, bien que soumis à l'influence inverse, ils doivent, eux aussi, et eux surtout, se vêtir chaudement. Que ceux d'entre eux qui sont surtout exposés à la pluie, se couvrent de toile cirée , et que tous aient un régime fortifiant, c'est le seul moyen de lutter toujours avec avantage contre l'action débilitante de l'humidité.

Je ne dois pas oublier non plus une classe nombreuse d'ouvriers qui, pour être soumis à des influences moins scabreuses que les précédents, ne laissent pas cependant d'avoir besoin, eux aussi, de conseils hygiéniques spéciaux; je veux parler des tailleurs et des cordonniers, et de tous ceux qui exercent leur profession dans une position assise. L'immobilité à laquelle leur travail les condamne, leur commande, plus impérieusement encore qu'aux autres ouvriers, la tempérance. Cette immobilité rend les digestions paresseuses; comment voulez-vous dès lors que cette fonction s'accomplisse, quand l'estomac est chargé d'une quantité d'aliments et de boissons supérieure à celle qu'exigent les besoins de la vie? Ces digestions, tous les jours plus laborieuses, préparent pour l'avenir des maladies souvent au-dessus des ressources de l'art. Les tailleurs et les cordonniers doivent ensuite contre-balancer cette influence mauvaise de l'immobilité, à laquelle les condamne la nature de leur travail, par l'exercice de la promenade. Toute distraction sédentaire leur est malsaine, car elle ne fait que continuer cette immobilité sous une autre forme. J'ai toujours soupçonné cette classe intéressante de travailleurs de n'être si avancés en politique, que parce qu'ils digèrent mal. Convenez que c'est là un singulier argument pour la vérité du système. Pardon pour cette réflexion échappée à ma plume;

je reviens de suite à mes moutons. Les cordonniers souffrent assez souvent, et d'une manière particulière, à l'estomac ; j'en ai vu plusieurs dans ce cas. Je crois que ces douleurs tiennent, chez certains au moins, à la pression de divers instruments de leur état sur cette région. Un moyen simple de se mettre à l'abri de cet accident, c'est de placer sur ce point une sorte de plastron résistant, sur lequel s'épuise tout l'effort. Ce moyen a réussi quelquefois ; je le conseille avec confiance. Quand les cordonniers et les tailleurs sont réunis en grand nombre dans des ateliers, l'air doit être renouvelé souvent : les émanations de toutes sortes, qui s'y mêlent, peuvent en altérer la pureté. L'hypochlorite de chaux, dont j'ai parlé précédemment, doit donc être ici encore d'une heureuse application.

Enfin, un simple conseil aux ouvriers qui sont appelés, soit accidentellement, soit habituellement, à remuer, déplacer, soulever et transporter de grandes masses, des corps pesants. Dans l'effort nécessaire pour effectuer ce travail, il n'y a pas que les bras et les jambes qui agissent, tous les muscles, par un concert unanime, entrent en action. Or, il est de ces muscles, dont l'action mal réglée peut aboutir à un résultat malheureux, très-dangereux quelquefois ; ces muscles sont ceux qui entrent dans la composition des parois du ventre ; ce résultat malheureux, c'est une hernie ou descente. En évitant des secousses trop brusques et en réglant bien ses efforts, en évitant toute bravade pour faire admirer sa force, on échappera à cet accident. Mais si, malgré toutes ces précautions, il arrivait, il faudrait de suite appeler un médecin, et s'il n'y avait d'autres symptômes à combattre, porter un bandage, ne le quitter jamais, que lorsqu'on est au lit, et le reprendre, avant de se lever. Ai-je besoin d'ajouter que cette infirmité une fois acquise, il faudrait éviter les efforts qui l'ont produite, sous peine de voir naître tout à coup des accidents, qui pourraient mettre très-prochainement la vie en danger.

Dans cette énumération rapide des divers groupes des professions manuelles, je ne crois avoir rien omis d'essentiel. Les professions, qui n'y figurent pas nominativement, sont soumises aux mêmes influences que celles dont il a été plus spécialement question ; par conséquent, les mêmes préceptes hygiéniques leur sont applicables. Je m'arrêterai donc là dans cette partie de mon travail, et finirai par une courte réflexion.

Quand on étudie, sans autre but que de chercher la vérité et de la dire, la position des classes laborieuses dans notre pays, on constate deux choses : la première, c'est que les progrès de l'industrie, secondés par la bienfaisance publique, ont singulièrement amélioré, au point de vue de l'hygiène, cette position ; la seconde, c'est que tout n'est pas fait, et qu'il reste encore beaucoup à faire. Maintenant à qui incombe le devoir d'achever une œuvre si heureusement commencée ? à la société et aux ouvriers eux-mêmes. La part de la société, dans cette œuvre collective, c'est la protection, l'encouragement du travail libre, l'appel à la bienveillance éclairée des patrons, la fondation d'établissements qui invitent à la prévoyance les hommes laborieux, en assurant et en fécondant le fruit du travail. La part des ouvriers, c'est d'abord de ne point paralyser les efforts de la société par d'absurdes exigences, qui rendent impossible le possible, et ensuite de correspondre à ces efforts d'amélioration comme des êtres libres, en pratiquant les vertus que la morale commande, et en suivant les conseils de l'expérience et du bon sens. Là seulement est le bien, parce que là seulement sont la justice et la vérité.

CHAPITRE VII.

Conseils particuliers aux habitants des campagnes.

Les conseils hygiéniques, qu'il convient d'adresser aux ouvriers des campagnes, sont beaucoup plus simples que ceux que je viens d'exposer; c'est que leur vie est beaucoup plus simple aussi, et que les conditions générales, au milieu desquelles ils sont placés, sont les plus favorables au jeu régulier des fonctions. Un air toujours pur, au moins le jour, presque toujours un exercice actif, du soleil à discrétion, voilà les sources fécondes, où nos campagnards puisent les éléments de la force et de la santé. Leurs habitations, en général, sont humides, mal percées; souvent les cours qui les précèdent sont encombrées de fumiers en putréfaction, dont les miasmes corrompent l'air; ils ont fréquemment des mares immondes, sous prétexte de rues; une nourriture grossière trop exclusivement composée de légumes; des excès de plus d'un genre viennent quelquefois ajouter leur influence à ces conditions défavorables; mais n'importe, tout cela n'est pas obstacle à la vie, à la prospérité de la vie. Ces miasmes, cette humidité sont balayés par les vents ou bus par les rayons du soleil, et un exercice actif, pendant lequel l'air pénètre à pleines voiles dans les poumons, vient aider l'estomac à digérer *ses cailloux*.

« Heureux, a dit un poëte, il y a bien des siècles, heureux l'habitant des campagnes, s'il savait comprendre son bonheur! » mais hélas! partout où il y a des hommes, on entend gémir : la douleur est le symptôme de la vie. Le sage accepte cette loi, l'insensé y résiste, et ne fait par là que rendre son joug plus pesant. Ce serait anticiper sur le chapitre qui doit suivre, et clore ce petit livre, que de m'engager dans cet ordre d'idées, où m'a jeté un souvenir; arrêtons-nous donc là, et passons de suite à ce qui doit faire l'objet du présent chapitre, à l'hygiène des ouvriers de la campagne.

J'ai dit tout à l'heure que les conditions défavorables, dans lesquelles se trouvaient placés les habitants de la campagne, étaient contre-balancées par l'influence heureuse de l'air, du soleil ou de l'exercice; mais qui ne comprend qu'il vaudrait encore mieux, que la vie n'eût pas à triompher de ces obstacles, et que l'air et les rayons du soleil ne perdraient pas leur vertu tonique et vivifiante, pour ne point traverser les émanations impures des fumiers et des eaux stagnantes de la rue? C'est surtout quand arrivent les saisons de l'année, où ces émanations sont le plus actives, à la fin de l'été et en automne, c'est surtout alors, dis-je, que ces causes d'insalubrité exercent une influence fâcheuse sur la santé. Il y a encore d'autres circonstances où le soleil, l'air vif, l'exercice des campagnards, sont impuissants à les défendre contre la maladie, c'est quand une épidémie plane, comme un oiseau de proie, sur tous indistinctement. En d'autres temps, vous résistez, grâce aux conditions favorables dans lesquelles vous vivez, à ces miasmes délétères, mais aujourd'hui que vous êtes malades, ou que vous pouvez le devenir, ces miasmes, ces émanations qui vous entourent, vont ajouter à la maladie, en compliquer la marche, et peut-être en rendre la terminaison fatale.

On regrette d'autant plus, que l'insouciance ignorante des habitants de la campagne laisse subsister autour de leurs demeures ces causes d'insalubrité, qu'en empêchant ces funestes émanations par des moyens simples, qu'en s'opposant à la déperdition de ces gaz qui corrompent l'air, ils doubleraient, ils tripleraient la vertu fécondante de leurs fumiers. Il y a là une question d'économie rurale de la plus haute importance, que je ne puis traiter, pour cause d'incompétence ; mais je puis indiquer ici un ouvrage, où cette question est traitée de main de maître, c'est celui de M. le professeur Girardin. Aux hommes intelligents, qui ne se sont pas endormis dans l'ornière de la routine, je recommande instamment la lecture de cet ouvrage, je la leur recommande au nom d'un double intérêt, l'intérêt de leur santé, et l'intérêt de la fécondité du sol.

Lorsque les agriculteurs auront réalisé les conseils sages dont ce livre est rempli, et qui portent avec eux leur évidence, ils auront énormément assaini nos villages, et assuré d'autant la vie contre les maladies, épidémiques surtout, qui les menacent. Bien que ce petit écrit s'adresse exclusivement aux ouvriers, et dans ce chapitre spécial, aux ouvriers de la campagne, c'est aux agriculteurs, aux patrons, aux maîtres que je m'adresse pour cette question, parce qu'eux seuls sont en mesure de la résoudre. S'ils l'ignorent encore, je leur indique la source, où ils pourront puiser la science qui leur manque : je ne puis aller au delà sans dépasser les limites du cercle dans lequel je dois me renfermer.

Les habitations elles-mêmes laissent beaucoup à désirer dans les campagnes , quoique tous les jours on y remarque un progrès. Si, pour éviter la dépense, on se prive de caves, qui sont un moyen d'assainissement si puissant, que toutes les maisons au moins soient exhaussées d'un pied au-dessus du sol ; quand cela est possible, et ce l'est presque toujours, qu'elles soient bien orientées, qu'elles regardent l'est ou le midi. C'est ouvrir à deux battants la porte au soleil et à l'air, ces éléments si importants de la prospérité de la vie. Le plus souvent, les ouvertures des maisons, fenêtres et portes, ne sont pratiquées que sur une face du bâtiment : qu'une fenêtre au moins existe du côté opposé ; ouverte de temps en temps, elle sert à établir un courant d'air qui balaye l'air concentré et le renouvelle plus complétement, au grand avantage de ceux qui le respirent. Enfin, il ne faut point que ces maisons soient ombragées par les arbres de la cour : ces arbres, trop rapprochés des habitations, en écartent les rayons du soleil et y concentrent l'humidité, double condition nuisible à la santé.

Maintenant que nous avons fait la part des patrons, des maîtres, dans l'œuvre d'amélioration commune, que nous appelons de tous nos vœux, voyons quelle est la part des ouvriers proprement dits. Je ne répéterai pas ce que j'ai dit pour les soins communs qui conviennent à tous, je redirai seulement ici, que la propreté n'est pas toujours la qualité dominante des habitants de nos campagnes. Combien il leur serait facile cependant de se soigner un peu plus sous ce rapport ! Ils ont presque toujours l'eau sous la main ; par la

6.

même raison, le lavage des vêtements est facile : il suffirait souvent qu'ils le voulussent, pour que cette condition si importante à la santé fût réalisée. Un soin qu'ils négligent également, c'est celui des chaussures : ce sont surtout les enfants qui souffrent assez souvent sous ce rapport. La chaussure la plus saine à la campagne, où les rues sont si souvent boueuses, ce sont les galoches ou les sabots. Locke voulait qu'on fît porter aux enfants des souliers percés, pour les accoutumer au froid et à l'humidité. Malgré mon respect profond pour ce médecin philosophe, je goûte peu ce précepte; j'aime mieux les sabots, c'est moins savant, mais c'est plus sûr, croyez-moi.

Redirai-je également ici un mot de la tempérance? oui, car, ou je me trompe fort, ou il est bien positif que les excès de boissons ont suivi depuis quelques années, surtout parmi nos populations rurales, une effrayante progression. Je n'en veux pour preuve que cette multiplication des cabarets dans les campagnes. Le chemin qui conduit là est un chemin, qui conduit à la misère et au désespoir : évitez-le le plus que vous pourrez; en allant trop souvent là, non-seulement vous ruinez votre famille, vous dépensez lâchement pour vous seul l'argent qui est destiné à la vie de tous les vôtres, mais vous exposez souvent votre santé, et par les excès, et par la mauvaise qualité des boissons que vous y prenez. Je vous ai permis quelquefois le café, prenez-le chez vous, auprès de votre femme et de vos enfants. Il vous coûtera dix fois moins cher, et sera meilleur.

Le cidre est la boisson habituelle d'une grande partie des villages de France : l'on s'imagine que les excès de cette boisson sont moins dangereux que les excès du vin ; c'est une erreur complète. Ces excès, s'ils n'aboutissent pas à une ivresse aussi rapide, sont plus dangereux peut-être, et altèrent plus profondément et d'une manière plus irremédiable la texture de l'estomac ; vous donc, dont la boisson habituelle est le cidre, prenez garde aux excès, car ils sont également funestes. Un poëte de la Normandie, Chenedollé, a chanté le cidre sous le nom de nectar neustrien ; voilà ce qui s'appelle relever la dignité des choses par la splendeur des mots, mais si votre boisson est ambroisie, dieux, ne vous grisez pas.

On a signalé, dans ces derniers temps, une fraude dans cette boisson habituelle d'une grande partie de la France, cette fraude consiste à y mêler un sel de plomb pour rendre le cidre plus clair, plus limpide. C'est là une falsification dangereuse qui peut exercer une funeste influence sur la santé (1). Rappelez-vous, pour le comprendre, ce que j'ai dit dans un des chapitres précédents, sur les dangers auxquels sont exposés les ouvriers qui, sous une forme ou sous une autre, ma-

(1) Chevallier, Sur les accidents causés par l'usage des cidres clarifiés ou adoucis au moyen des préparations de plomb (*Annales d'hygiène publique et de médecine légale*, Paris, 1853, t. XLIX, p. 69).

nient ce métal. Les accidents qui peuvent résulter de l'usage d'un cidre ainsi falsifié sont même plus graves, que ceux qu'entraîne la respiration d'émanations plombiques : on les a vus entraîner la mort d'une manière beaucoup plus rapide. Le vin est sujet à des falsifications bien plus nombreuses et plus difficiles à démasquer : le plus sûr pour l'ouvrier qui en fait sa boisson habituelle, c'est de ne le boire que largement trempé d'eau. La bière se falsifie moins, et n'appelle aucune remarque particulière.

Un liquide d'un usage beaucoup plus général que le vin, la bière et le cidre, c'est l'eau qui s'emploie pour la cuisson ou la confection d'un grand nombre d'aliments. L'eau qui n'est pas nuisible à la santé se reconnaît à divers signes; j'indiquerai ici les plus simples, ceux que tous peuvent constater. L'eau bonne aux usages de la vie est claire, douce, contient de l'air; elle n'a ni odeur ni saveur désagréables. Elle doit bouillir sans se troubler ni former de dépôt, cuire les légumes et les viandes sans les durcir, dissoudre le savon sans former de grumeaux. Quand quelqu'une de ces qualités manque à l'eau, on peut être certain qu'elle n'est pas très-pure, et qu'elle peut, à divers degrés, troubler la digestion. Lorsqu'on sera forcé d'employer de telles eaux, faute d'en avoir de meilleures sous la main, il faudra, autant que possible, avant de s'en servir, les purifier par l'ébullition ou en les faisant passer à travers un filtre de sable ou de charbon. L'eau de pluie, recueillie dans des citernes ou des tonneaux, vaut mieux. L'eau de puits peut être mauvaise, non-seulement parce qu'elle est terreuse, mais encore parce qu'elle reçoit quelquefois, par des infiltrations souterraines, l'eau infecte des fumiers ; de là la nécessité de percer les puits assez loin du lieu où ceux-ci sont accumulés.

Le pot-au-feu, a dit Napoléon Ier, est la base des empires. A un point de vue moins élevé, au point de vue de l'hygiène populaire, il est la base d'une alimentation suffisamment réparatrice; comment dès lors n'en pas dire un mot ?

Un homme qui s'est beaucoup occupé de l'alimentation populaire, le comte de Rumfort, voulait que les ouvriers fissent disparaître de leur table modeste le pot-au-feu. La raison qu'il en donnait, c'est que la viande, en cuisant dans l'eau, lui cède les principes substantiels qu'elle contient, et se convertit par là en un corps dur, plus ou moins coriace, et presque dépourvu de vertu nutritive. C'est là évidemment une exagération contre laquelle il n'est pas besoin de prémunir le peuple : l'instinct merveilleux, qui le dirige dans tout ce qui a rapport à l'alimentation, l'empêchera toujours de tomber dans les erreurs auxquelles pourrait l'entraîner une science incomplète. Que la viande, dans la préparation dont il s'agit, cède à l'eau, dans laquelle elle cuit, une partie de ses principes nutritifs et en soit d'autant appauvrie, c'est une chose incontestable; mais cette viande conserve une grande partie de ces principes, et ce qu'elle en cède n'est pas perdu, puisqu'on le retrouve dans le bouillon et les légumes divers qu'on y a ajoutés. Ce genre de préparation ne fait donc que présenter à l'estomac les principes nutritifs, contenus dans la viande, sous des formes diverses, et c'est un avantage. D'un autre côté, le pot-au-feu demande à peine quelque surveillance, et ne fait pas perdre à la ménagère un temps qu'elle peut utilement consacrer à d'autres soins. Il y a d'ailleurs deux manières de faire le pot-au-feu, suivant qu'on veut laisser à la viande la plupart de ses qualités nutritives, ou qu'on veut faire un bouillon plus substantiel. Un des plus grands chimistes des temps modernes, M. Justus Liebig, n'a pas cru s'abaisser en traitant la question du pot-au-feu. Voici le résumé de ses conseils à cet égard. Si l'on veut que la viande conserve toute sa propriété nutritive, il faut la mettre dans le pot quand l'eau est en pleine ébullition; la viande est, comme on dit vulgairement, saisie, et conserve, dans l'intérieur, la presque totalité de son jus propre. Si l'on veut, au contraire, avoir un bouillon très-substantiel, tel qu'il convient aux malades, dans la convalescence des maladies graves, par exemple, il faut placer la viande dans l'eau froide, et ne porter celle-ci que lentement à l'ébullition. Si on a compris pourquoi, dans le premier cas, le suc de la viande reste dans son intérieur, on comprendra pourquoi, dans le second, il s'en échappe, et se mêle à l'eau pour en former un bouillon beaucoup plus nutritif.

Je ne puis me dispenser non plus de dire un mot du pain, quand il s'agit de l'alimentation des classes laborieuses de la campagne. Il règne à cet égard, dans le peuple, et même dans une classe de gens qui croient avoir beaucoup plus d'esprit que lui, une erreur que je veux rectifier. Quand le citadin compare le pain blanc des grandes cités avec le pain bis de nos campagnards, s'il a du cœur, il les plaint de les voir réduits à une si chétive pitance. La pitié est toujours une bonne chose, mais ici elle s'applique à un malheur imaginaire. Pour donner au pain cette blancheur qui flatte les yeux, il faut soumettre la farine avec laquelle on le prépare à un travail d'épuration qui, en même temps qu'il enlève tout le son, lui enlève une grande quantité d'un principe particulier auquel le pain doit surtout ses propriétés nutritives. Le corps souffre donc du vain plaisir des yeux. Ce que je dis là, la science l'a démontré de la manière la plus positive (Voy. note *C*). Si les démonstrations de la science vous laissent des doutes, essayez d'une autre preuve : nourrissez un bûcheron ou un garçon maréchal, habitués au pain ordinaire de la campagne, avec du pain de gruau, et vous verrez que leur estomac dérouté se plaindra bien vite de votre maigre régime. Non-seulement ce pain est moins nutritif que le pain grossier des campagnes, mais en même temps il est moins savoureux, il plaît beaucoup moins au goût. Réjouissez-vous donc, ô vous qui mangez du pain bis, il nourrit plus, et il est meilleur; là-dessus, la science et votre estomac sont d'accord, ce qui est très-honorable pour l'un et pour l'autre.

La science ne s'abaisse pas, comme des esprits étroits pourraient le supposer, quand elle touche à de telles questions, elle grandit au contraire, elle s'élève à la hauteur d'un bienfait qui profite à tous.

Il y a, dans les campagnes, une classe nombreuse d'ouvriers qui méritent, à tous égards, que l'hygiène leur donne quelques conseils, en échange des rudes travaux qu'ils accomplissent; je veux parler des domestiques des fermes. Dans toutes les fermes où il y a une écurie un peu nombreuse, il y a au moins un domestique qui couche dans cette écurie. Pour ce qui est de l'influence que cet air chaud, humide, mêlé de gaz de diverses sortes, exerce sur les hommes qui le respirent, je ne crois pas qu'on ait fait de sérieuses recherches à cet égard. Il ne semble pas pourtant, qu'en général, leur santé souffre de cette condition particulière; mais ce qu'il faut qu'ils sachent, parce que cela leur importe extrêmement, c'est que si un de ces chevaux, à côté desquels ils ont couché jusqu'ici impunément, venait à être atteint de la morve, la respiration de ce même air pourrait tout à coup leur devenir funeste. On a cru pendant longtemps que la morve était une maladie particulière au cheval; il est démontré aujourd'hui que cette maladie terrible peut se transmettre, et se transmet assez souvent à l'homme. Moi, qui vous parle, j'en ai observé plusieurs cas dans les hôpitaux. Le farcin est dans le même cas; il peut aussi se transmettre à l'homme, chez lequel il se termine presque toujours par une morve aiguë, qui emporte rapidement les malades. Mais les domestiques, qui ont dans leur écurie un cheval atteint de la morve ou du farcin, ne doivent pas seulement s'interdire de coucher près de lui, ils doivent encore, et surtout, prendre, en le pansant, les plus grandes précautions. Que ce pansement se fasse vite; qu'ils se nettoient bien exactement les mains, la figure même après l'avoir fait; s'ils ont quelque écorchure à la main, qu'ils s'abstiennent complétement, et laissent ce soin à d'autres. Je ne dirai pas à quels signes on reconnaît ces maladies, ce serait trop long. C'est là d'ailleurs une notion à laquelle ne sont pas complétement étrangers les habitants des campagnes; qu'il me suffise d'avoir signalé le danger; pour eux, qu'ils l'évitent, car il y va de la vie.

Parlerai-je maintenant des travaux de la moisson, du surcroît de fatigue qui en résulte souvent pour les ouvriers. Ce serait, je le crains bien, prêcher des sourds. Quand le temps menace, quand la saison chaude est incertaine, quand il s'agit, en un mot, de sauver de la pluie le pain de tout le monde et de tous les jours, on comprend que rien n'arrête ces bons ouvriers: c'est leur dévouement à eux, et il en vaut bien un autre. Toutefois, encore une ou deux remarques là-dessus. La méthode qui consiste, d'une part, à faucher le blé, au lieu de le scier; d'autre part, à attendre le temps favorable pour le lier, en le réunissant en petites meules qui défient la pluie, me paraît une méthode excellente, et qui devrait être suivie partout. Cette méthode a le double avantage de soustraire le blé au danger de la pluie, et de ménager la santé de l'homme, en lui donnant un plus long temps pour accomplir sa tâche; raison décisive pour qu'elle ne tarde pas à se généraliser parmi nous.

J'ai remarqué aussi que les ouvriers employés aux travaux de la moisson, dans le nord de la France, ne se couvrent pas toujours la tête, ainsi que cela se pratique communément ailleurs: c'est un tort. Bien que cette méthode ne soit pas aussi utile ici qu'en Provence et en Italie par exemple, il y a des jours où la température est très-élevée, et où il peut être dangereux de recevoir, pendant des heures entières, les rayons du soleil sur la tête. J'ajouterai encore que c'est surtout pendant les grandes chaleurs qu'on use largement du nectar neustrien: or, chauffer ainsi à la fois en dehors et en dedans, n'est-ce pas trop s'exposer à ce que la machine fasse explosion? Je n'en dirai pas davantage là-dessus, car il faut que je me hâte.

Les groupes d'ouvriers dont nous avons parlé jusqu'ici, soit qu'ils appartiennent à la ville, soit qu'ils appartiennent à la campagne, s'appliquent exclusivement à un ordre de travaux. Il en est d'autres, qui se livrent successivement aux travaux industriels et aux travaux ruraux. C'est là évidemment la condition la plus favorable pour la santé, et l'on ne saurait trop encourager cette méthode dans les classes laborieuses, là où elle est possible. Les ouvriers tisserands et fileurs surtout gagnent beaucoup à ce régime du travail alternatif: ils retrouvent par le travail en plein air, en plein soleil, les forces et la gaieté qu'ils avaient perdues dans une immobilité de huit ou neuf mois. Il est surtout un métier, où cette méthode est depuis longtemps mise en pratique, c'est celui des ouvrières dentelières de la basse Normandie. On n'a point étudié scientifiquement, que je sache, l'influence que cette heureuse combinaison de travaux exerce sur la santé, sur la constitution de ces femmes, mais je suis convaincu qu'elle doit se manifester par les plus heureux résultats.

Telle est l'hygiène simple, qui doit diriger les habitants des campagnes, dans la conduite ordinaire de la vie. La nature, par les conditions heureuses dans lesquelles elle les a placés, leur rend facile d'acquérir le trésor de la santé. Au lieu de conserver ce trésor si précieux par quelques réformes utiles, qu'ils n'aillent pas au moins le gaspiller par des excès dégradants et par la négligence des soins les plus vulgaires. Qu'ils retiennent ce mot d'un homme célèbre de notre pays, et qui, quoiqu'il eût beaucoup d'esprit, n'en avait pas assez pour n'avoir pas de bon sens, qu'ils retiennent, dis-je, ce mot de Fontenelle : « La santé est l'unité qui fait valoir tous les zéros de la vie. » Qui, mieux que les habitants des campagnes, peut comprendre la vérité de cette maxime ? Que peut être la vie sans la santé, et une santé robuste, à l'homme qui, pour remplir les devoirs de son état, doit tous les jours braver l'intempérie des saisons, arracher à la terre, cette nourrice un peu avare de tous, le pain de tous ? Que nos bons campagnards surtout se gardent bien d'abandonner la vie calme et sûre des champs, pour courir les aventures de la vie fiévreuse des grandes cités, où, comme le dit un auteur anglais, on attrape plus de queues de renards que de renards : ce serait échanger leur face rubiconde contre une face étique, leurs muscles de fer contre une chair de poulet, et surtout leur paix, leur sécurité, contre toutes les angoisses et les mauvais conseils de la misère.

CHAPITRE VIII.

Hygiène morale.

Comme la religion et la morale avaient autrefois leurs prescriptions hygiéniques, il faut désormais que l'hygiène ait ses prescriptions morales. L'enivrement des plaisirs, l'appétit des jouissances physiques, l'intempérance, l'abus de la vie, sous toutes les formes, par toutes les aptitudes du vice, sont arrivés à un tel degré, dans quelques parties de la société, qu'à combattre tous ces excès, à faire cesser cette sorte d'ensorcellement de la matière, à contenir cette fougue brutale, les conseils de l'hygiène ne suffisent pas: il faut qu'aux préceptes sans sanction de cette science, la morale, la religion même viennent mêler leurs préceptes plus austères et revêtus d'une plus haute autorité. Aux hommes qui se vautrent chaque jour dans des plaisirs immondes, pour qui la vie, à force de s'enivrer de toutes les voluptés de la chair, n'est plus qu'une aptitude à sentir le plaisir, qui ont désappris toutes les grandes pensées, tous les grands sentiments humains, pour s'endormir dans leur égoïsme, comme le mollusque dans sa coquille, à ces hommes qui se sont réduits, suivant une expression énergique, à n'être plus qu'une vessie percée par les deux bouts, à ces hommes, dis-je, il faut leur rappeler leur dignité d'hommes.

Comme pour Sylvio Pellico, dans sa prison, il est pour tous les hommes des moments dans la vie, où l'on sent Dieu: c'est que Dieu existe, que l'homme est l'ouvrage de ses mains, qu'il en porte dans son âme l'idée indestructible. Les passions, les ivresses de la vie voilent bien cette idée, mais elles ne l'effacent jamais. Elle sommeillait dans l'orgie, elle renaît dans le calme des sens; elle s'était éclipsée au milieu des triomphes de l'injustice, elle reparaît dans le repentir; elle s'était voilée dans toutes les exaltations de l'orgueil de la vie, elle brille de nouveau et du plus vif éclat dans les défaillances de la maladie et en présence de la mort : elle vit toujours cette idée de Dieu, l'homme ne peut y échapper, il ne peut échapper à sa propre grandeur.

C'est qu'en effet, si l'homme est grand, c'est uniquement parce que Dieu existe, qu'il est sa créature, et qu'il en porte l'idée indestructiblement gravée au fond de son âme. Cet être, qui vient de Dieu, qui connaît Dieu, qui aspire à Dieu, qui verra un jour Dieu, n'est donc pas un enfant du hasard, et sa grandeur se marque par la noblesse même de ses instincts moraux. Si bas que l'homme soit descendu dans l'échelle du vice, si corrompu que l'aient fait de funestes doctrines, ne croyez pas que l'idée de Dieu, que l'idée du bien ne vienne pas éclairer de temps en temps les ténèbres de son âme, ne fût-ce que sous la forme de la peur de l'inconnu en face du mystère de la mort ; s'il le dit, soyez sûr qu'il ment. Seulement c'est une idée importune qu'il rejette comme un vain fantôme, quand il devrait la conserver comme un phare lumineux, pour le diriger dans la vie.

Il y a donc un Dieu, et l'homme le sait, et cette science sublime est la science de tous, à une certaine heure de la vie.

Maintenant, que commande cette science? une seule chose : ce que la religion chrétienne enseigne.

O Christ, mon Seigneur et mon Dieu, ne craignez

pas qu'en parlant ici à ceux que vous aimez entre tous, parce qu'ils sont malheureux, parce qu'ils portent le poids du jour, je vous renie lâchement et me contente de respecter votre nom, comme un voile mystique jeté prudemment sur la philosophie humaine, pour assurer son autorité sur les esprits ! Non, non, vous êtes pour moi une réalité toujours vivante ; vous êtes le Fils de Dieu, Dieu comme lui, Dieu avec lui, descendu un jour sur la terre sous le vêtement de chair de l'homme, pour le racheter et l'instruire, y demeurant toujours sous une forme mystérieuse ; vous êtes la vérité et la vie ; votre science est la seule vraie science ; votre doctrine, enseignée par l'Église, est la seule doctrine vraie, et je le confesserai hautement.

Oui, je le confesserai hautement : et ces hommes auxquels je m'adresse, dans l'esprit desquels je voudrais verser les plus grandes pensées de mon esprit, dans le cœur desquels je voudrais verser les plus douces espérances de mon cœur, je les adjurerai de croire en vous comme moi, de vous adorer comme moi, d'espérer en vous comme moi, pour qu'ils secouent le joug des passions mauvaises, pour qu'ils vivent dans la lumière de votre vérité, pour qu'ils se redressent dans leur dignité d'hommes.

Qu'on me permette une simple remarque sur la divinité du christianisme, sur la nécessité où est l'homme, par conséquent, de puiser dans ses enseignements, prodigués comme l'air qu'on respire, les règles de la vie; qu'on me permette, dis-je, une simple remarque sur ce point capital.

Nous avons vu que tous les hommes portent, gravée dans leur âme, l'idée de Dieu, idée indestructible, idée qui survit à tous les désordres de l'esprit et du cœur, comme le soleil survit à toutes les tempêtes, qui ne font que le voiler. Eh bien! l'idée de Jésus-Christ et du christianisme est une idée du même ordre, elle a le même caractère d'indestructibilité. Cette idée est invinciblement soudée, si je puis ainsi dire, à l'esprit et au cœur de l'homme, elle y demeurera éternellement, comme la pensée même de Dieu. Les hommes, dont la liberté morale est un des traits principaux, peuvent bien haïr cette idée ou l'aimer, l'attaquer ou la défendre, mais ils ne peuvent la supprimer; le blasphème même la confesse. Les révolutions n'y peuvent pas davantage, elle leur survit pour réparer les ruines qu'elles ont faites. Est-ce donc un homme, que celui qui a pu ainsi s'emparer de l'homme, et écrire ainsi son nom au fond de la conscience humaine en caractères indestructibles? Aux mêmes signes, à la même invincibilité de domination, reconnaissez la même puissance, reconnaissez Dieu. « On s'extasie sur les conquêtes d'Alexandre, dit Napoléon, en parlant de Jésus-Christ, eh bien! voici un conquérant qui confisque à son profit, qui unit, qui incorpore à lui-même non pas une nation, mais l'espèce humaine. Quel miracle! l'âme humaine, avec toutes ses facultés, devient une annexe de l'existence du Christ. » (Voy. note D.)

Je n'en dirai pas davantage sur ce point. Qu'il me suffise d'avoir posé le flambeau, à la lumière duquel nous allons désormais marcher, pour achever le chemin qu'il nous reste à faire.

Un des plus graves désordres, et des plus communs dans la classe ouvrière, que la religion et la morale doivent flétrir, après que l'hygiène en a signalé les dangers, c'est le concubinage. L'homme qui vit dans ces liens honteux qu'un caprice forma, et que brise un autre caprice, ferme son cœur aux plus doux sentiments de la nature, le respect de la femme qu'on aime, et l'amour paternel. Comment en effet ces sentiments si délicats pourraient-ils naître et se développer dans ces unions d'aventure, où les sens seuls cherchent la satisfaction de leurs appétits grossiers ? Les enfants, qui naissent de la plupart de ces liaisons criminelles, sont immédiatement séparés de leurs mères, et abandonnés sans nom à la charité publique. Avec quelque intérêt que celle-ci accueille ces pauvres petits délaissés, elle ne peut suppléer qu'imparfaitement aux soins des mères absentes, et un très-grand nombre d'entre eux périssent à l'entrée même de la vie. Ceux qui survivent sont bien souvent moins heureux encore, car, lancés dans le monde sans appui, sans direction, ils marchent de désordres en désordres, et n'arrivent que trop fréquemment, en suivant cette terrible gradation, au crime et au juste châtiment qui le punit. Mais ce n'est pas tout encore : ces enfants, déshérités, sur le seuil de la vie, de l'amour de leurs parents, seront vengés. Ces parents sans entrailles n'ont point voulu la charge de la famille, ils n'en connaîtront pas les consolations ; ils n'auront pas non plus cette énergie, qui naît du sentiment de la paternité, et qui aide à vaincre bien des obstacles. Endormis dans leur existence sensuelle et égoïste, ils tomberont dans la paresse, et par la paresse dans la misère. Là où manque le stimulant de l'amour paternel, l'homme, s'il n'est un saint, reste incomplet, et il sort presque toujours vaincu des combats de la vie ; l'hôpital l'appelle, dernière étape d'une vie sans amour. Tels sont le plus ordinairement les fruits du concubinage.

Les hommes, qui n'ont pas même cette constance d'un jour et hantent l'antre des prostituées, sont moins coupables peut-être, s'il y a des degrés dans de tels crimes, mais ils n'en suivent pas moins une ligne qui conduit à l'abîme. La santé court d'abord les plus grands risques à ce commerce infâme de plaisirs achetés, et sur le seuil des lupanars, l'ouvrier devrait toujours se rappeler cette parole d'un homme célèbre à une femme, qui taxait à un trop haut prix sa honte : « Je n'achète pas si cher un repentir. » Ensuite l'âme elle-même se souille à cette boue : après ne s'en être servie d'abord que comme d'un remède pour calmer l'effervescence des sens, après avoir rougi de ce désordre, elle peut finir par s'y attacher, par l'aimer, par se faire du crime une habitude que ne trouble plus le remords. Arrivé là, le libertin peut épuiser toutes les hontes, et avoir un jour à rougir de toutes les infamies.

Un moyen que tous les maîtres devraient, avant tout, employer pour prévenir d'aussi épouvantables déréglements, c'est la séparation des sexes dans les grands ateliers. C'est là que des paroles imprudentes, coupables, apprennent la science du mal à des enfants, avant même leur entier développement, et c'est là que cette science précoce prépare, et quelquefois consomme les plus affreux désordres. Je voudrais que là partout aussi le dimanche, le jour de Dieu, fût exactement observé. On travaille le dimanche et l'on se grise le lundi : la nécessité n'est donc pour rien dans cette infraction de la loi religieuse. Que l'absence du lundi, quand elle n'est pas justifiée, soit punie par une amende. Que l'ouvrier qui arrive à l'atelier en état d'ivresse, soit puni de la même peine. Je voudrais que les patrons exerçassent sur leurs ateliers une surveillance morale sérieuse, et qu'eux et leurs commis prêchassent d'exemple. Enfin, je voudrais que là, où les patrons peuvent donner des primes, des livrets de caisses d'épargne ou de prévoyance, ceux-ci fussent le prix, non pas seulement de l'habileté de la main et de la vigilance, mais encore de la conduite morale. Les concubinaires devraient, avant tout, être exclus de ces concours.

Dirai-je encore ici un mot des malheureux jeunes gens, qui portent sur eux-mêmes une main souillée?

Pauvres victimes de la plus ignoble et de la plus stupide des passions, j'ai à peine besoin de vous révéler votre honte, puisque vous rougissez de vous-mêmes. Si votre intelligence énervée, hébétée, peut encore comprendre une parole qui vient de l'âme, sachez que rien n'avilit autant l'homme qu'un acte qui en fait à la fois un lâche et un idiot. Si vous ne comprenez pas cela, comprenez au moins ceci : tant que vous continuerez de vous livrer à ces excès, condamnés de Dieu et des hommes, ne vous flattez pas de vivre, ce serait une complète illusion. Vous vivez comme des chiens, et vous voulez durer comme des hommes ! cela est impossible : avant trente ans, vous serez vieux.

Au nom de leur propre dignité, c'est-à-dire au nom de la religion et de la morale, qui seules en sont la sauvegarde, je conjurerai aussi nos pauvres ouvriers de renoncer aux excès alcooliques, qui les dégradent et les tuent. « Défends au ver à soie de filer, a-t-on dit, alors qu'il file le reste de son existence : malgré ta défense, il déroule de ses entrailles le précieux tissu, et il ne s'arrête point qu'il ne soit enseveli dans son linceul. » Vous repousserez cette humiliante comparaison ; créatures immortelles, vous releverez la tête, et vous ne perdrez pas dans les émotions abrutissantes de l'ivresse le sentiment de votre grandeur morale; vous n'aborderez pas en chancelant, et à travers les fumées des sales orgies, le rivage de l'éternité (Voy. note *E*).

Vous fermerez aussi votre âme à une passion d'un autre ordre, mais non moins hideuse, la jalousie. Quand on regarde au fond de toutes les révolutions qui, depuis cinquante ans, bouleversent la France, on y aperçoit cette passion honteuse, comme la source la plus féconde de tous ces désordres. Cette passion insensée, qui empêche l'homme de jouir de ce qu'il a, sans lui donner ce qu'il n'a pas, c'est le péché mignon de tous, des grands comme des petits, des savants comme des ignorants. Pour vaincre cette passion indomptée, je ne connais qu'un moyen, soyez chrétiens : en face de la perspective infinie qu'ouvre à l'âme la foi chrétienne, toutes les petites inégalités sociales disparaissent, comme dans la fourmilière de Paris, tous les hommes semblent de même taille, quand on les regarde d'un point élevé. Si, dans le chemin de la vie, vous rencontrez des hommes qui valent moins que vous, et qui, suivant la même carrière que vous, sont plus heureux que vous, plus appréciés que vous, ne les haïssez pas; laissez passer cette justice des hommes, en attendant celle de Dieu.

C'est encore dans le même sentiment que vous respecterez l'autorité; l'autorité, comme on l'a dit magnifiquement, devant laquelle l'esprit s'incline sans que le cœur s'abaisse. Oui, respectez l'autorité, si vous voulez que la France soit grande et forte, si vous voulez qu'elle se maintienne à la hauteur où le génie et le courage de ses enfants l'ont placée, si vous voulez qu'instrument des généreuses inspirations d'une société, pénétrée des lumières du christianisme, elle réalise à votre profit les idées d'amélioration sérieuse que le temps a mûries. Ne rougissez pas de faire retour à ces idées saines; l'esprit y incline de lui-même, parce qu'elles ne sont que du bon sens; le cœur s'y complaît à son tour, parce qu'il y trouve la paix.

Vous le voyez, la religion, la morale se réunissent à l'hygiène pour condamner tous vos tristes écarts. Résisterez-vous toujours à cette voix de Dieu et de la science, qui n'est qu'une autre voix de Dieu, quand elle est l'organe de la vérité? Si ma parole, qui n'a qu'un but, celui de servir vos plus précieux intérêts, l'intérêt de votre santé et l'intérêt de votre âme, est impuissante à vous convaincre, réfléchissez-y au moins, et je suis persuadé que, fécondée par votre bon sens, elle portera ses fruits.

Toutefois, pour assurer le succès de cette réforme, il vous restera encore deux choses capitales à faire : la première, c'est d'exercer une surveillance attentive sur vos enfants. Attendez, pour user de leurs forces, que les muscles, qui en sont les instruments, soient poussés; jusque-là faites-les instruire, mais ne les confiez qu'à des hommes qui vous offriront des garanties morales. L'instruction est le pain de l'intelligence, mais ce pain est souvent frelaté ou vendu à faux poids, prenez-y garde! Enfin, et surtout, respectez leur innocence; c'est une fleur qui se flétrit facilement : que pas un mot, pas un acte surtout de votre part, ne concourent à ce résultat. Le second point important, c'est de fermer l'oreille à ces marchands d'orviétan politique, qui vous promettent de convertir l'eau de l'Océan en limonade, et de faire de la France une Icarie, où le blé poussera tout seul, et où les alouettes tomberont toutes rôties des nues. Avec des variantes, c'est là le fond de tous les programmes révolutionnaires. Si vous avez un peu de tête, vous comprendrez qu'avec de telles billevesées, on veut vous conduire à l'émeute où, en attendant les alouettes rôties, vous recevrez des balles toutes chaudes, en guise d'absinthe. Laissez donc ces chiens aboyer tout seuls. Vous vous tiendrez également éloignés des grèves et des coalitions, ce n'est ni moral, ni avantageux : le résultat le plus clair qu'elles entraînent ordinairement, c'est la suspension plus ou moins prolongée du travail, et par là la misère. Quand vos prétentions sont justes, soyez sûrs qu'un peu plus tôt, un peu plus tard, elles prévaudront. La justice est une force qui finit par dompter toutes les résistances : laissez-lui faire son œuvre ; elle la fait plus sûrement et mieux, quand l'homme n'y vient pas mêler ses passions.

Encore un mot qui marque bien la pensée que j'ai voulu exprimer dans ce dernier chapitre, et je finis :

Quand un désir mauvais, quand une idée malsaine, vous traverseront l'esprit ou le cœur, relevez la tête, et souvenez-vous de votre caractère d'homme :

Mais souvenez-vous en même temps qu'il n'y a pas d'homme sans dignité morale; pas de dignité morale, sans morale; pas de morale, sans religion; et pas de religion, sans la croix de bois qui sauva le monde.

Souvenez-vous de cela, obéissez aux nobles instincts de votre âme; soyez des hommes de bonne volonté, et Dieu fera le reste.

FIN.

NOTES.

(*A*) Cuvier avait déjà fait cette remarque : « L'usage de cette graine, dit-il, devenu vulgaire, a été certainement plus efficace que toute l'éloquence des moralistes pour détruire l'abus du vin dans les classes supérieures de la société. » D'un autre côté, un médecin allemand, Hahnemann, prétend que l'usage du café a exercé une influence funeste sur l'esprit de ses compatriotes. Mais, dans la pensée de ce dernier, cette vue se rattache à un système médical qui doit la rendre fort suspecte.

Quant à l'utilité des excitants, du thé, du café surtout, comme stimulants du système nerveux, voici ce qu'en dit un grand chimiste, Justus Liebig : « Sans doute, des millions d'hommes ont vécu sans connaître le thé ni le café, et l'expérience journalière démontre qu'on peut s'en passer, dans certaines conditions, sans nuire aux fonctions purement animales de l'économie ; mais il serait certainement faux de dénier pour cela tout effet utile à ces boissons, et il reste à savoir si, n'ayant ni thé ni café, l'instinct populaire ne chercherait et ne trouverait pas les moyens de les remplacer. La science, qui nous doit encore tant sous ce rapport, nous dira si c'est véritablement par l'effet d'un penchant vicieux que chaque peuple de la terre s'est approprié un semblable moyen d'exciter les fonctions nerveuses, depuis les bords de l'océan Pacifique, où l'Indien se retire des journées entières dans la solitude, pour y jouir de l'ivresse du *coca*, jusqu'aux régions arctiques, où les Kamtschadales et les Koriackes préparent une boisson enivrante avec des champignons vénéneux, dits *Mort-aux-Mouches*.» (*Lettres sur la Chimie*, p. 247, 1852.) M. Michel Lévy, que j'ai plusieurs fois cité, professe, dans son *Traité d'hygiène*, la même doctrine.

(*B*) Pour faire comprendre combien l'agriculture peut devenir, et à coup sûr deviendra un jour une carrière sûre, même pour les ouvriers qui l'auront choisie, je veux signaler ici quelques résultats dont la signification n'échappera à personne. D'une statistique dressée par M. Moreau de Jonnès, il résulte que, sur 50 millions d'hectares qui composent le sol imposable de la France, il y a encore 8 millions environ de terres incultes, landes, pâtis, marais, bruyères, dont la plus grande partie pourrait être rendue à une production utile, par les défrichements, les dessèchements, les irrigations ou le drainage. D'un autre côté, on estime à 36 millions d'hectares les terres susceptibles d'être défrichées et mises en culture en Algérie. La Corse possède des forêts immenses, qui se perdent faute d'exploitation. Quelle magnifique perspective, et combien de bras trouveraient là un emploi sûr; combien de cœurs malades se reposeraient là dans un travail fécond et moralisateur!

(*C*) Comme cet éloge du pain bis pourrait paraître suspect aux personnes étrangères à la science, un mot à cet égard est nécessaire ici. J'emprunte ces documents au chimiste que j'ai déjà cité, Justus Liebig. « Au dix-septième siècle, dit-il, Vauban estima la consommation annuelle d'un soldat à près de 356 kilogrammes de froment, quantité qui, aujourd'hui, suffit presque à deux hommes. » La raison de cette énorme différence provient en partie, sans doute, de ce que les soldats consomment plus de viande aujourd'hui qu'autrefois, mais elle provient surtout de ce que les procédés de la meunerie de nos jours, perfectionnés, font gagner à l'homme, tous les ans, pour la valeur de plusieurs centaines de millions, des quantités prodigieuses de matières alimentaires qui ne se donnaient autrefois qu'aux bestiaux.

« La séparation du son d'avec la farine, continue le chimiste de Giessen, est une affaire de luxe, et plutôt nuisible qu'utile à la nutrition. Dans l'antiquité, jusqu'à l'époque de l'empire romain, on ne connaissait pas la farine blutée. Dans beaucoup de localités d'Allemagne, particulièrement en Westphalie, on fait entrer le son avec la farine dans la fabrication du pain appelé *pumpernickel*, et il n'y a pas de population dont les organes digestifs soient en meilleur état. On reconnaît les limites du bas Rhin et de la Westphalie à la dimension extraordinaire des restes de repas déposés par les passants derrière les buissons, et ce sont peut-être ces remarquables documents de la valeur nutritive des aliments, qui ont inspiré aux médecins anglais l'idée de recommander à leurs grands seigneurs l'usage du pain de farine non blutée, qui, dans beaucoup de maisons, fait partie du menu déjeuner. » (*Nouvelles lettres sur la Chimie*, p. 236.)

(*D*) J'emprunte ces paroles à un jugement de Napoléon sur Jésus-Christ, tel que le rapporte M. Auguste Nicolas dans ses *Études philosophiques sur le christianisme*, t. IV, p. 90. Il faut lire, dans toute son étendue, ce jugement admirable du plus grand homme des temps modernes et de tous les temps peut-être, sur *celui* qui fut plus qu'un homme, car *il* était Dieu. J'ajoute avec l'auteur : « En en lisant les motifs si pleins, si vigoureux, si bien frappés, on sent que c'est là le dernier mot sur Jésus-Christ, et que toute raison peut s'incliner où le génie de Napoléon, vaincu par l'évidence, s'inclinait. » (*Id.*, p. 86.) Puisque je n'ai pu qu'effleurer la question capitale de la divinité du christianisme dans mon livre, je veux indiquer au moins quelques ouvrages, où ceux auxquels je m'adresse pourront puiser une conviction qui leur manque. Un petit livre se distingue entre tous par la netteté et l'onction de ses démonstrations, c'est le livre intitulé : *Réponses*, et qu'a publié dernièrement M. l'abbé de Ségur. Ce petit livre, qui coûte seulement 35 c., ne laisse debout aucune des objections qu'on adresse tous les jours au christianisme. Un autre livre qui se place à côté de celui-ci, c'est le *Petit livre de tous*, ou *Principes fondamentaux des devoirs de l'homme*, par M. l'abbé Ch. B. Gousset. L'ouvrage de M. Nicolas, dont je parlais tout à l'heure, est aussi une admirable et invincible apologie du christianisme, mais il ne convient qu'aux savants. J'ajouterai à cette liste deux ouvrages de M. Droz, membre de l'Institut, et qui ont pour titre, le premier : *Pensées sur le christianisme*, et le second : *Aveux d'un philosophe chrétien*, et où tous les hommes réfléchis et intelligents peuvent s'éclairer sur la vérité qu'il importe si essentiellement à tous de connaître, la religion.

(*E*) Je me suis efforcé, dans plusieurs endroits de cet ouvrage, de montrer l'influence funeste des excès alcooliques sur l'homme qui a le malheur de s'y livrer. On a publié, dans ces derniers temps, un tableau où sont rassemblées les conséquences terribles pour la société et pour l'individu qu'entraîne ce fatal désordre. Je crois devoir le reproduire ici. Ce tableau résulte de recherches faites aux États-Unis sur l'usage immodéré de l'eau-de-vie et des alcooliques, par M. Everett, naguère ambassadeur des États-Unis auprès de la cour d'Angleterre, aujourd'hui ministre des affaires étrangères dans cette même partie de l'Amérique. Voici ce tableau : « Pendant les dix années qui viennent de s'écouler, l'esprit-de-vin : 1° a imposé à la nation une dépense directe de 600,000,000 de dollars (3 milliards); 2° il lui a causé une dépense indirecte de 600,000,000 de dollars ; 3° il a détruit 300,000 vies ; 4° il a envoyé 100,000 enfants aux maisons des pauvres ; 5° il a consigné au moins 150,000 personnes dans les prisons et les pénitenciers ; 6° il a fait au moins 1,000 fous ; 7° il a poussé à la perpétration d'au moins 1,500 assassinats ; 8° il a déterminé au moins 2,000 suicides ; 9° il a incendié ou détruit par violence pour 10,000,000 de dollars (50,000,000 de francs); 10° il a fait 200,000 veuves et 1,000,000 d'orphelins. » Ouvriers, qui vous abandonnez tous les jours aux excès alcooliques, lisez ce tableau, relisez-le encore et arrêtez-vous ; car, vous le voyez, vous êtes sur la pente qui conduit à tous les abîmes !

FIN DES NOTES.

TABLE DES MATIÈRES.

Corbeil, imp. de Crété.

Dictionnaire d'Hygiène publique et de salubrité, ou Répertoire de toutes les Questions relatives à la santé publique, considérées dans leurs rapports avec les Subsistances, les Épidémies, les Professions, les Établissements et Institutions d'Hygiène et de Salubrité, complété par le texte des Lois, Décrets, Arrêtés, Ordonnances et Instructions qui s'y rattachent; par le docteur AMBROISE TARDIEU, professeur agrégé à la Faculté de médecine de Paris, médecin des hôpitaux, membre du conseil consultatif d'hygiène publique, médecin assermenté près les tribunaux, etc. Paris, 1852, 2 fort vol. grand in-8. Prix de chaque. 8 fr.

Traité d'Hygiène publique et privée; par le docteur MICHEL LÉVY, médecin en chef de l'hôpital militaire de perfectionnement du Val-de-Grâce, membre de l'Académie impériale de médecine. *Deuxième édition*, revue et augmentée. Paris, 180 , 2 vol. in-8. Ensemble, 1,500 pages. 15 fr.

L'ouvrage de M. Lévy est non-seulement l'expression la plus complète, la plus avancée de la science hygiénique, mais encore un livre marqué au coin de l'observation, comprenant le plus grand nombre de faits positifs sur les moyens de conserver la santé et de prolonger la vie, rempli d'idées et d'aperçus judicieux, écrit avec cette verve et cette élégante pureté de style qui depuis longtemps ont placé l'auteur parmi les écrivains les plus distingués de la médecine actuelle. Cet ouvrage est en rapport avec les progrès accomplis dans les autres branches de la médecine, et surtout avec les méthodes sévères qui président aujourd'hui au travail de la science. La *deuxième édition* a subi une révision générale et reçu de nombreuses additions.

Manuel de Physiologie, par J. MÜLLER, professeur d'anatomie et de physiologie de l'université de Berlin, etc. ; traduit de l'allemand sur la dernière édition, avec des additions, par A. J. L. JOURDAN, membre de l'Académie impériale de médecine. *Deuxième édition, revue et annotée* par E. LITTRÉ, membre de l'Institut, de la Société de biologie, etc. Paris, 1851, 2 beaux vol. grand in-8, de chacun 800 pages, sur papier fin cavalier, accompagnés de 320 figures intercalées dans le texte. 20 fr.

Les additions importantes faites à cette édition par M. Littré, et dans lesquelles il expose et analyse les derniers travaux publiés en physiologie, feront rechercher particulièrement cette *deuxième édition*, qui devient le *seul lrie de physiologie complet* représentant bien l'état actuel de la science.

Conseils aux Mères sur l'allaitement et sur la manière d'élever les enfants nouveau-nés, par M. le docteur A. DONNÉ. *Deuxième édition*, corrigée et augmentée. Paris, 1846, grand in-18. 3 fr.

Hygiène de l'âme, par M. de Feuchtersleben, ancien ministre de l'instruction publique en Autriche, traduit de l'allemand, sur la *neuvième édition*, par le docteur SCHLESINGER-RAHIER. Paris, 1853, 1 vol. in-18. 2 fr.

Ouvrage qui n'a pas d'analogue en France; empreint de cette douce philosophie morale qui caractérise les penseurs allemands, il sera lu et médité avec avantages par les hommes de toutes les classes de la société.

Traité de la vieillesse, hygiénique, médical et philosophique, ou Recherches sur l'état physiologique, les facultés morales, les maladies de l'âge avancé, et sur les moyens les plus sûrs, les mieux expérimentés, de soutenir et de prolonger l'activité vitale à cette époque de l'existence; par le docteur J. H. REVEILLÉ-PARISSE, membre de l'Académie impériale de médecine, etc. Paris, 1853, 1 vol. in-8 de 500 pages. 7 fr.

« Peu de gens savent être vieux. » (LA ROCHEFOUCAULD.)

Traité des Signes de la mort et des moyens de prévenir les enterrements prématurés, par le docteur E. BOUCHUT, médecin des hôpitaux de Paris. *Ouvrage couronné par l'Institut de France*. Paris, 1849, in-12 de 400 pages. 3 fr. 50 c.

Ce remarquable ouvrage est ainsi divisé. *Première partie :* Appréciation des faits de morts apparentes rapportées par les auteurs. — De la vie et de la mort. — De l'agonie et de la mort. — Les signes de la mort. — Signes immédiats de la mort. — Signes éloignés de la mort. — Signes de la mort apparente. — *Deuxième partie :* Quels sont les moyens de prévenir les enterrements prématurés ? — Instructions administratives relatives à la vérification légale des décès dans la ville de Paris. — *Troisième partie :* LXXVIII observations de morts apparentes d'après divers auteurs. — Rapport à l'Institut de France, par le docteur Rayer.

Dictionnaire de médecine, de chirurgie et d'hygiène vétérinaires; ouvrage utile aux vétérinaires, aux officiers de cavalerie, aux propriétaires, aux cultivateurs et à toutes les personnes chargées du soin et du gouvernement des animaux domestiques; par HURTREL D'ARBOVAL, membre de la Société impériale et centrale d'agriculture de Paris, et de plusieurs Sociétés nationales et étrangères. *Deuxième édition entièrement refondue*. Paris, 1838-1839, 6 forts vol. in-8. 48 fr.

www.ingramcontent.com/pod-product-compliance
Ingram Content Group UK Ltd.
Pitfield, Milton Keynes, MK11 3LW, UK
UKHW020152200726
13856UKWH00003B/953

9 782012 468559